口腔百问专家金答丛书

# 儿童牙保健与正畸美牙200问

## 口腔健康，微笑常在

总主编 蒋泽先 叶 平 刘炳华

副总主编 谢 晨 芮 瑞

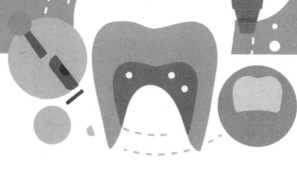

西安交通大学出版社

XI'AN JIAOTONG UNIVERSITY PRESS

国家一级出版社
全国百佳图书出版单位

**图书在版编目(CIP)数据**

儿童牙保健与正畸美牙 200 问 / 蒋泽先,叶平,刘炳
华总主编. — 西安:西安交通大学出版社,2023.3
ISBN 978-7-5693-2578-2

Ⅰ.①儿… Ⅱ.①蒋…②叶…③刘… Ⅲ.①儿童—
牙—保健—问题解答②儿童—口腔正畸学—问题解答
Ⅳ.①R788-44②R783.5-44

中国版本图书馆 CIP 数据核字(2022)第 067663 号

ERTONG YABAOJIAN YU ZHENGJI MEIYA 200 WEN

| | | |
|---|---|---|
| 书　名 | 儿童牙保健与正畸美牙 200 问 | |
| 总 主 编 | 蒋泽先　叶　平　刘炳华 | |
| 责任编辑 | 赵文娟 | |
| 责任校对 | 张静静 | |

出版发行　西安交通大学出版社
　　　　　(西安市兴庆南路 1 号　邮政编码 710048)
网　　址　http://www.xjtupress.com
电　　话　(029)82667874 82668357(市场营销中心)
　　　　　(029)82668315(总编办)
传　　真　(029)82668280
印　　刷　西安五星印刷有限公司

开　　本　720mm×1000mm　1/16　印张　11.5　字数　147 千字
版次印次　2023 年 3 月第 1 版　　2023 年 3 月第 1 次印刷
书　　号　ISBN 978-7-5693-2578-2
定　　价　45.00 元

# 编　委　会

## 儿童牙保健篇

主　编：黄　彦　梅　浩

编写人员：

蒋泽先(南昌大学第一附属医院)

黄　彦(南昌大学附属口腔医院)

熊　伟(南昌大学附属口腔医院)

蒋李懿(广东省口腔医院)

赵玉宏(江西泰康拜博口腔医院)

肖凤娟(江西泰康拜博口腔医院)

梅　浩(九江中山口腔医院)

康琼琴(南昌大学第一附属医院)

曾　昕(南昌美亚口腔)

编写秘书　蒋李懿(兼)

## 正畸美牙篇

主　编：邹　源　胡　熹

编写人员：

邹　源（南昌大学第二附属医院）

胡　熹（南昌大学第二附属医院）

吴　芬（南昌大学第一附属医院）

蒋李懿（广东省口腔医院）

潘　超（江西泰康拜博口腔医院）

章佳雯（江西泰康拜博口腔医院）

曹钰希（九江中山口腔医院）

蔡　丹（九江中山口腔医院）

伍家鹏（九江中山口腔医院）

**编写秘书**　蒋李懿（兼）

# 总序

有一句俗语说:牙痛不是病,痛起来真要命!

以前人们牙齿有问题大都去找路边摆摊的赤脚医生。在上海把这种牙医摆的地摊叫"大洋伞",就是撑起一把大洋伞,伞下拉开一张油布,放着拔出来的大大小小的牙齿,油布后方放一张靠背椅,吆喝吆喝就有人坐到椅子上拔牙;或行"立等可取"的镶牙,取个模、填个料,牙齿就戴进嘴里了。那时很多人对口腔卫生与牙病不重视。至今一些乡镇还有很多人依赖路边游医看牙,装牙。在城市里,甚至一些知识分子对牙病也不重视。人们对牙病的认识误区表现在以下几点。

(1)牙齿痛不去治疗,不愿保留患牙,一拔了之。还美其名曰:斩草除根,永绝后患。觉得拔几个牙没关系,口腔里反正还有牙齿。不愿去修复缺失牙,对缺牙的危害性一无所知。

(2)牙痛时,自己买几颗"消炎药"或"止痛片"吃,而不会去找医生治疗。深受"牙痛不是病"的错误观念影响,甚至相信"虫牙有虫""火牙有火"一说。

(3)牙齿有病不重视,如牙龈出血、牙齿酸痛、牙龈萎缩等。对牙齿保健的认识存在许多误区,如洁牙会使牙齿松动、月子里不刷牙等。

(4)牙是母亲给的,不能拔牙,拔一颗松一颗。

世界卫生组织把对牙的认识与爱护视为一个国家国民健康程度与文明素质的象征,极力普及口腔疾病知识。我国对牙医的学历要求很高:医学专业毕业后还要进行住院医师规范化培训三年才能从事临床工作。

那么牙齿的重要性体现在哪里?仅仅是咀嚼吃饭吗?牙齿除担负咀嚼作用,还担负着发音吐字、语言表达及保持面部正常形态的功能。灿烂的微笑最能显示牙齿的作用。民间有"缺齿说话漏风"之说。缺牙使脸部松垮塌陷,嘴唇扁平,长期没有牙齿的充分咀嚼还会导致胃病、颞下颌关节病、面部肌肉异常等。

口腔疾病还与全身系统疾病密切相关。全身性疾病易导致口腔疾病,如糖尿病患者易患牙周病致全口牙齿松动、脱落,慢性肝病致牙龈出血,血液病早期表现也会有牙龈出血。反之,口腔疾患与全身疾病也息息相关,如儿童牙病常与肾炎相关,牙痛会致心肌炎,口腔炎症会致颌骨骨髓炎甚至菌血症的发生,牙痛会使血压升高,诱发心梗,等等。

口腔内残根、残冠(俗称"烂牙""断牙")刮伤舌、颊黏膜会出现白斑,长期的刺激会使白斑癌变,即口腔癌。口腔癌发病率较高,约占全身肿瘤的5%,却往往不被重视,就医时已错过最佳治疗时期。

一句话,牙齿很重要!爱护牙齿、预防牙病的知识有必要进行普及,于是就有了这套丛书。

这套丛书包括四个方面的内容:口腔疾病与种植修复、儿童牙保健与正畸美牙、老年口腔病预防、口腔肿瘤预防与早期发现。

我从事口腔临床、教学与科研工作50余年,撰写出版了医学专著7本、医学科普书籍70余本。这看似简单的小手册,我邀请了经验丰富的教授、主任医师、博士、硕士们,他们是江西泰康拜博口腔医院的叶平教授、聂金平副主任医师、谢晨主治医师、芮瑞主治医师，九江中山口腔医院的刘炳华副主任医师、肖梁主治医师、张鹏主治医师、梅浩医师，南昌美亚口腔的曾昕副主任医师，广东省口腔医院的蒋李懿主任医师，曾就职于中国科学院大学杭州口腔医院的冷斌博士，浙江医科大学的王颖博士。他们用通俗的语言介绍了预防牙病、治疗牙病的知识，介绍了新的前沿技术。此外本书还包含了口腔科(尤其是牙科)常用材料的知识。

本书参考了权威的口腔本科教材《牙周病学》《口腔黏膜病学》《牙体牙髓病学》《口腔预防医学》等。由于本书主要是面对非口腔医学的读者，意在口腔基础知识的科普，部分基础知识的分类不同于教科书，部分问题和答案较为口语化，没有过多涉及专业词汇。

需要特别说明一点：同一种疾病在不同阶段、不同个体可能会表现出不同的症状；而有时虽然疾病表现的症状相同，可真正的病因却是不同的！所以疾病最终的确诊需要专科医生详细的临床检查和对患者口腔情况的综合判断。万不可仅凭书的内容自我诊断或治疗，以免贻误病情。

读了这套丛书，就会有爱牙护牙的意识与知识；接受了这些知识，就能在面对无数"牙科诊所"时进行优劣辨识。愿读者最终形成爱护牙齿的意识，拥有口腔健康自然容颜靓丽，自信与微笑常在。

这就是作者编写这套丛书的目的。感谢您阅读这套丛书。

蒋泽先

于南昌慕容一亚斋

2020 年禁足自封的日子

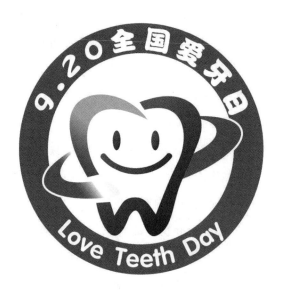

现在的父母越来越关注孩子的口腔健康了。

关注是好事,如何关注却是难事。甚至有些泌尿外科的医生都不知道小小牙病会导致肾炎,心内科医生会忽略牙病可能导致间隙感染,进而导致骨髓炎。更重要的是,口腔健康会影响孩子的一生。口腔健康直接影响孩子的咀嚼能力、外貌形象、颞颌关节发育、语言清晰度、口腔味道等,还有许多与口腔健康相关的疾病要引起重视,如肾炎、上颌骨骨髓炎、胃病、面部畸形、牙殆畸形等。至于牙痛带来的发热、肿胀,影响睡眠、进食等,这些危害就更多了。

其实,口腔健康问题是可防可治的。

先说防。最简单的是漱口和刷牙。第一道防线要守住,并且一旦发现问题应不失时机地去治疗。要知道"小洞不补,大洞吃苦"。

找医生给孩子用防龋的药物是事半功倍的,何乐而不为?每年,甚至每月关心地问问孩子的牙齿,或自己检查,或带孩子去医院检查,防病在先,有益无害。这既是爱孩子,又为真的有病了再去治疗省去了费用,两全其美。

这本小册子所写的知识就是教你如何预防牙病、维护口腔健康。

过去,除口腔医院外,一般医院不会单独设立儿童牙科。如今,不仅是公办医院,就连民营医院、口腔小诊所都有了"儿牙科"(或有医生或有科室)。父母们的关注、社会的需要,使得儿童口腔这一行业迅速发展,但也不免鱼龙混杂。父母们要学会选择。有了知识才能识别"假医""假诊所",这本小册子可以助你一臂之力,为自己孩子的口腔健康保驾护航。

开卷有益!谢谢您翻阅这本书。

南昌大学附属口腔医院儿童牙科副主任(主持工作),主任医师

中华口腔医学会儿童口腔医学专业委员会常委

江西口腔医学会儿童口腔专业委员会主委

江西口腔医学会镇静镇痛委员会委员

黄 彦

2022 年于南昌大学附属口腔医院

　　生活水平提高了,爱美的人增多了。除了购衣、美发、美容,很多人开始关心自己的牙齿了。做父母的就更关心孩子的牙齿了。

　　牙与人体健康密切相关这一认识已日渐为人所知。吃饭咀嚼要用牙,说话微笑看见牙;牙缝过宽,说话漏风,发音不准;牙齿重叠,对颞颌关节有害。

　　牙齿与美丽也密切相关。影响面部美丽的,除了五官,就是牙了。"飘牙"让嘴唇外突,"瘪牙"让嘴唇内陷,可见牙齿影响了美观。

　　天生一副不整齐、不美丽的牙齿能通过治疗变整齐、美丽吗？医学的发展告诉你:可以,完全可以。

　　在口腔学科里,这门学问叫口腔正畸学。简单地说,就是把牙齿重新调整齐。这不是粗暴地用力量把牙齿拉齐。这是一门学科,涉及力学、殆学、美学、解剖学、颞下颌关节学、心理学等多门学科。经过五年学习的医学院口腔系学生毕业后还不能单独从事这一学科工作,还要继续深造,读完三年正畸学科研究生,或规培(住院医生规范化培训)三年,或进修学习。因为普通口腔医学系毕业的学生是一时半会儿干不了相应工作的,也解决、解释不了正畸治疗过程中的问题。也就是说正畸这样的治疗不是任何口腔医生都能胜任或进行操作的。这可为您在选择医生、医院时提供参考。

这本正畸学的科普书，就是为您在就医前解惑。大家的问题可以从书中找到解答。

正畸的最好年龄段是换牙阶段与青春期。所以，这本书把儿童牙保健与正畸治疗放在一起，爱孩子的父母可以连续看下去，获得呵护好孩子牙齿的知识。希望孩子从小牙齿健康，长大全身健康，牙齿美丽，青春永驻。

书中还介绍了一些美牙知识，也只是提供一点参考，要知道美牙需慎重。最近，个别美发店居然也开展了美牙工作。严重一点说，这是有可能伤害牙齿健康的大事。在全国口腔医生强烈的呼吁下，有关部门已经发文责令其关闭，以美牙为名行害人之事终于得以止步。尊重生命，呵护患者，医生有责。

邹　源　　胡　熹
于南昌大学二附院 2021 年

# 目
# 录

## 下篇　正畸美牙篇　083

儿童牙保健篇

## ◆◆趣味讲述：从爱护乳牙开始◆◆

通俗讲，孩子吃奶时萌出的牙齿叫乳牙。民间素有对乳牙不重视的习惯，原因是，乳牙会换掉。现如今，很多人知道了"口腔健康，全身健康"，才认识到口腔健康的重要性。口腔健康自然应该包括乳牙健康。

父母们关心孩子的健康，但关心孩子牙齿生长的恐怕不多。有些父母，只有当孩子牙痛时，才会想到带孩子上医院找一个好的牙科医生看看。随着口腔知识的普及，越来越多的父母开始关心孩子有无"蛀牙"、有无"龅牙"，看到牙齿排列不齐影响美观（尤其是女孩）会带孩子去医院求医问诊。其实儿童牙病多种多样，牙痛和蛀牙只是最常见的症状。

儿童牙病包括龋病（俗称"虫牙""蛀牙"）、龈缘炎、牙龈炎（俗称"火气""火牙"）、牙龈脓肿（俗称"牙包"）等，还包括很多口腔黏膜疾病，如溃疡、"地图舌"、鹅口疮、口角炎、疱疹性口炎、牙齿发育异常、乳牙滞留、多生牙（也叫额外牙）、牙外伤、牙列不齐、牙齿过大或过小，等等。

父母不是医生，不能要求父母了解每种牙病的知识，但多了解一点预防牙病的知识，更有利于孩子的成长。儿童的牙病大都是可以预防，且可以早期治疗。父母多了解一些口腔保健知识，孩子就会少承受一份痛苦。何乐而不为呢？

## 1　孩子什么时候开始长牙?

人的一生有两副牙齿,一副是乳牙,一副是恒牙。牙齿的发育及钙化,从胎儿期就开始了,胎儿长到第二个月,乳牙牙胚就开始在颌骨内发育。待到婴儿出生时,牙冠的发育就基本完成了,一般等到孩子大约6个月时,牙齿才会纷纷顶破牙床相继萌出。也就是说,第一颗乳牙萌出的时间是在孩子出生后6个月左右。当然有些孩子也可能提早到3~4个月大时,或延迟到11~12个月大时才长牙,通常前牙萌出时间会有前后6个月的差异,后牙萌出时间的差异甚至可达1年。孩子12个月大时还没有出牙则视为异常,婴幼儿最晚到两岁半的时候20颗乳牙将会全部出齐。

乳牙和恒牙的萌出时间、顺序存在着个体差异,但只要在个体差异的范围内,就是正常的。一般来说造成牙齿萌出差异大致有3种原因。

(1)遗传与内分泌因素:包括种族、性别差异等。正常情况下,女孩比男孩牙齿钙化、萌出的时间要早一些。出牙的时间差距在半年之内都算正常。

(2)环境因素:如气温、疾病等。一般来说,寒冷地区的儿童比温热地区的儿童牙齿萌出时间要迟一些。

(3)营养因素:营养良好、身高较高、体重较重的儿童比营养差、身高较低、体重较轻的儿童牙齿萌出时间要早一些。

## 2　儿童长牙过程中会出现哪些异常情况?

乳牙早萌——诞生牙和新生牙

孩子出生时就有牙齿萌出,称为诞生牙。出生后1个月内,就有乳牙萌出,称为新生牙。诞生牙和新生牙多见于下颌乳中切牙(即下门牙)。这些牙齿多数没有牙根或牙根短小,有的极度松动。由于诞生牙和新生牙有影响婴儿哺乳及脱落后被婴儿吸入气管的危险,所以医生常建议拔除这种极度松动的早萌乳牙。如果诞生牙和新生牙不松动或松动不明显,但在孩子吮乳时,下切牙对舌系带的摩擦会造成舌系带的创伤性溃疡,这时,要改变喂养方式,用汤匙喂养或调磨牙齿,若不能解除摩擦则需要拔除此牙。

早萌乳牙应与上皮珠相鉴别。上皮珠是新生儿牙槽黏膜上出现的角质珠,是类似牙齿的白色球状物,米粒大小,可出现一个、数个至数十个。上皮珠是牙板上皮剩余所形成的角化物,并非真正的牙齿,可自行脱落,不是过早萌出的牙齿。

乳牙萌出过迟

婴儿出生后1年内,萌出第一颗乳牙,均属正常。如果超过1周岁,甚至1岁半后仍未见第一颗乳牙萌出,超过3周岁乳牙尚未全部萌出,则为乳牙萌出过迟(乳牙迟萌)。此时需查找原因,排查是否有"无牙畸形"。个别乳牙萌出过迟较少见,全口或多数乳牙萌出过迟或萌出困难多与全身因素有关。如佝偻病、甲状腺功能低下以及营养缺乏等。佝偻病患儿的乳牙能迟至出生后14~15个月才开始萌出,并往往伴有牙齿发育缺陷。遇到这种异常情况,应去找儿童口腔科医生咨询。

萌出性龈炎

乳牙萌出时常见沿牙冠的牙龈组织充血,但无明显的自觉症状,随着牙齿的萌出而渐渐自愈,叫萌出性龈炎。这种炎症多是由于牙齿萌出时牙龈常有异样感,所以孩子用手指、玩具等触摸或咬嚼,导致牙龈黏膜擦伤感染。

萌出性囊肿

乳牙萌出前,临床上有时可见覆盖牙的黏膜局部肿胀,呈青紫色,内含组织液和血液,称萌出性囊肿。这种情况一般不会影响牙齿的萌出,若萌出受阻,则需去除部分组织,使牙冠外露。

乳牙萌出过程中,如果确实出现了一些异常情况,建议家长前往医院的儿童口腔专科进行咨询。

### 3 什么是乳牙?

乳牙是婴幼儿重要的咀嚼器官之一,上颌和下颌各 10 颗。因为在哺乳期,医学上称这个时期长的牙齿叫乳牙,以区别替换后的恒牙。乳牙的萌出顺序一般是下颌牙先于上颌牙,自前向后,到 2 岁半左右乳牙全部萌出。详情见表 1。

**表 1　乳牙的萌出和脱落时间表**

| 牙齿名称 | 萌出时间 | 脱落时间 |
| --- | --- | --- |
| 乳中切牙 | 6 ~ 8 个月 | 7 岁 |
| 乳侧切牙 | 6 ~ 10 个月 | 8 岁 |
| 乳尖牙 | 16 ~ 20 个月 | 12 岁 |
| 第一乳磨牙 | 12 ~ 16 个月 | 10 岁 |
| 第二乳磨牙 | 20 ~ 30 个月 | 11 ~ 12 岁 |

### 4 乳牙具备哪些功能?

(1)乳牙是儿童咀嚼器官的重要组成部分。儿童生长速度快,代谢旺盛,每天需要摄入一定的营养才能保障生长发育的需要。只有健康的乳牙才能发挥正常的咀嚼功能,才有利于消化和吸收。如果乳牙发育不好,就会影响乳牙功能,孩子就不可能很好地咀嚼,未经充分咀嚼的食物进入胃里,影响胃对食物的消化和吸收,增加胃的负担。如果乳牙有问题,如龋齿、牙痛、牙龈炎等,孩子为了避免进食时的痛苦,就容易养成偏食的不良习惯,如不吃蔬菜和瘦肉等,造成营养不良,影响身体正常的生长和发育。还有的儿童因一侧牙疼,就只用另一侧牙进行咀嚼,养成偏侧咀嚼的习惯。不用的一侧因没有食物的自洁作用,时间长了就堆满了牙石。牙石及其表面的牙菌斑(一层细菌性薄膜,是龋病和牙周疾病的主要致病因素)刺激牙龈,使牙龈发炎,致牙龈松软、红肿、易出血。

(2)健康的乳牙在咀嚼时,给颌面部的骨骼和肌肉功能性的刺激,促进颌面部正常发育。有偏侧咀嚼的儿童,不用的这一侧便没有咀嚼的良性刺激,影响颌面部的这一侧肌肉、骨骼的正常发育,使面部左、右两侧发育不对称。

(3)乳牙开始萌出和乳牙列形成时期是儿童开始学说话的重要时期。完整的乳牙列对儿童的正常发音非常重要,尤其是上前牙。上前牙缺失的儿童就不能发唇齿音和舌齿音,严重妨碍语言的学习。

(4)洁白健康的牙齿对儿童的外貌和身心健康是非常重要的,尤其是上前牙。上前牙过早缺失或因龋坏而变黑时,很影响美观,使孩子在大家面前不敢说笑,影响交流。当多数牙缺失时,因缺乏支撑作用,面部会凹陷,像没有牙的小老太太,给儿童心理带来不良阴影。

(5)乳牙对恒牙的萌出起"向导"作用。孩子到 6 岁左右时,第一恒磨牙(即六龄齿、六龄牙)在第二乳磨牙的后方萌出,牙齿就能排列整齐。如果第二乳磨牙过早丧失,第一恒磨牙萌出时就没有"向导",它就要向近中移位,有时会部分占据原第二乳磨牙的位置,或向近中倾斜,导致恒牙排列不齐。同理,每个乳牙的根下有继承恒牙的牙胚。乳牙到了替换年龄就要脱落,继承恒牙就要在乳牙原来的位置长出。乳牙如果过早失落,邻牙就会发生移位,乳牙原所占的空间就会缩小。根下的恒牙因空间不足,萌出时难以回到正常位置,造成恒牙排列不齐。

此外,乳牙过早丧失还能使继承恒牙萌出过早。过早萌出的恒牙,牙根发育不成熟,牙根短,经不起咀嚼压力,很容易松动,甚至脱落。

　　需要注意的是,龋坏的乳牙如果不治疗,可引起牙髓和根尖病变。根尖病变时会影响继承恒牙的发育,造成牙釉质发育不全,牙齿呈黄褐色,牙齿表面有缺陷,抗酸性差,容易患龋病。

### 5　什么是恒牙?

　　恒牙的字面意思就是恒定不变的牙齿,意味着不会再有新牙萌出替换旧牙,这口牙将伴随人的一生。恒牙大约在孩子 6 岁以后开始陆续萌出替换乳牙,是人的第二副牙齿。

　　幼儿 6 岁左右,第一恒磨牙(六龄牙)在第二乳磨牙后方最先萌出,不替换任何乳牙。恒牙萌出的顺序一般为:第一磨牙(六龄牙)、切牙(门牙)、前磨牙(双尖牙)、尖牙(犬牙)、第二前磨牙、第二磨牙。第三磨牙也叫智齿,是到 17 ~ 18 岁或 18 岁后才萌出的牙齿。智齿也可终生不萌出或部分萌出。

　　6 ~ 7 岁后到 12 ~ 13 岁因乳牙逐渐被恒牙所替换,所以,这个时期称替牙期或混合牙列期,12 ~ 13 岁后为恒牙列期。

　　恒牙萌出的顺序详情见图 1。

### 6　牙齿具备哪些功能?

　　牙齿有多方面的作用。通常人们认为牙齿的作用就是咀嚼,其实美丽的微笑、清晰的发音、颞下颌关节的运动等都与牙齿密切相关。

　　(1)咀嚼食物。这是最先想到的牙齿的作用。牙齿因位置不同而作用不同,名字也不同,不同的牙齿各自承担的任务也不同。每个牙齿都是口腔牙颌系统里一个重要成员。

（2）面部美观。灿烂的笑也好,莞尔一笑也好,都是在展现门牙的风采。

（3）辅助发音。人类语言发音与口中前排上、下的牙齿密切相关。前牙缺失后,民间常说这种情况是:说话"不关风",或是说话"漏风",就是语言表达不清晰的意思。

（4）影响张口。牙痛或有炎症,会致咀嚼肌群痉挛、疼痛而无法张口,或张口受限。

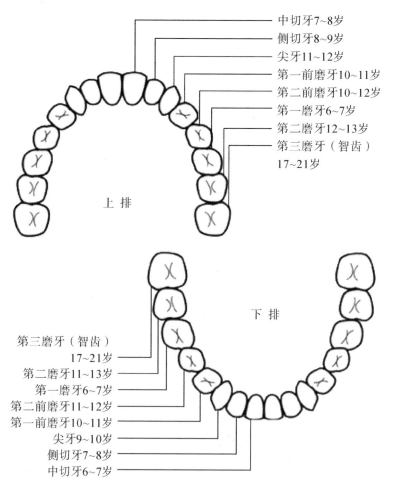

中切牙7~8岁
侧切牙8~9岁
尖牙11~12岁
第一前磨牙10~11岁
第二前磨牙10~12岁
第一磨牙6~7岁
第二磨牙12~13岁
第三磨牙（智齿）
17~21岁

上 排

下 排

第三磨牙（智齿）
17~21岁
第二磨牙11~13岁
第一磨牙6~7岁
第二前磨牙11~12岁
第一前磨牙10~11岁
尖牙9~10岁
侧切牙7~8岁
中切牙6~7岁

图1　恒牙萌出顺序

## 7 口腔里的牙齿是如何分工的?

口腔里有 28~32 颗牙齿。每一颗牙齿位置不一样,功能也不一样。

开口一笑所见到的嘴里最中间的牙齿叫门牙,学名叫切牙,分为中切牙、侧切牙,共 8 枚。顾名思义,其主要作用有三:一是切割作用,如嗑瓜子、啃玉米、西瓜;二是保证发唇齿音时的准确;三是"守门",说话时不至于唾沫纷飞。

上下、左右各往后数的第三位牙齿叫犬牙,也称虎牙、狗牙,学名叫尖牙。这 4 枚牙齿有撕裂软食物的作用,如啃鸡腿、撕羊肉这些"力气活儿"。所以,尖牙在牙列里根最长、最稳定、"埋伏"最深。民间传说认为,上颌两枚犬牙突出应该拔除。医学上则认为,这两颗牙是万万不能拔的,可以通过正畸扶正。因为这 4 颗牙一旦"下岗",撕裂食物的任务则无牙可以承担,而且尖牙还可以显示鼻唇沟的美丽。

再往后是前磨牙,又称双尖牙,连着尖牙和磨牙,它们处在一个转折的当口,起着配合尖牙和磨牙的作用。尽管双尖牙在口腔内作用不算太大,因为是转折当口,在刷牙的时候承担着前牙和后牙的双重摩擦力,所以它们颈部被磨耗最多,这种磨耗病叫楔状缺损,患牙遇冷热有酸痛感,是刷牙时的力量对它们刺激太多太大造成的。因为它们作用不太大,牙列拥挤的孩子在正畸治疗时总是选它们作为牺牲品。正畸拔牙选择的就是它。上、下左、右各一颗,总共 4 颗。它们过早"下岗",常使父母不理解、不愿意,要明白,它们"下岗"是为了腾出位置来让拥挤的、有作用的牙齿更好地排整齐、发挥作用。

紧挨着前磨牙的牙齿学名叫第一恒磨牙,俗称"大板牙"也叫"六龄牙",六岁的时候就萌出。它是恒牙列中诞生最早、工作最累、损害最大,也是最容易脱落的牙齿,承担着口腔内最重的咀嚼任务。其常见的损害有四:一是龋病,俗称"虫牙";二是磨损,常表现为敏感、怕酸;三是牙周病,常表现为咀嚼难以给力,渐渐松动脱落而"下岗";四是外伤,比如进食时咬到硬物或者外部猛烈的撞击导致牙齿产生裂纹,甚至牙冠折裂。

第一恒磨牙之后是第二恒磨牙,两者都是磨牙,上、下、左、右各 2 枚,总共 8 枚,起着其他牙齿不可替代的作用。在咀嚼食物时刺激唾液分泌,使唾液中的酶对食物起部分消化作用,咀嚼还能刺激颌骨的正常发育,正常咀嚼还可促进牙周组织的健康。

还有 4 颗牙齿在 17 到 18 岁后萌出,因为这时正是智慧才华显露之时,古人称其为智齿。智齿如果生长位置不好,常会发炎,医学上叫急性智齿冠周炎。如果是女孩,建议拔除阻生智齿,这是因为女性将来怀孕时,若在孕期发生炎症则会影响胎儿正常发育。

### 8 怎样识别口腔内的乳牙与恒牙?

乳牙与恒牙是有区别的。乳牙是在哺乳期萌出,在口腔里只生活一段时间。恒牙在此后 6 ~ 12 年才萌出。乳牙经历了生长、工作、唾液浸泡的过程,无论从颜色和磨损都要比新萌出的恒牙要显得"陈旧"。具体可从以下三方面进行比较。

(1)磨损:乳牙从 6 个月开始就进入口腔,走上它的"工作岗位",当婴儿加入辅食以后,乳牙就开始承担工作,与食物接触、研磨,到后期孩子吃的食物越粗糙、越硬,乳牙的磨损就越严重。乳牙咬合面的磨耗较恒牙严重,这是由于恒牙刚萌出或萌出不久,咬合面尚未磨损或磨损很少。乳牙比恒牙钙化度低,硬度也差,使用时间又较长,因此磨损较严重。

(2)大小:大部分乳牙冠比同名的恒牙冠短小,从婴儿到青少年时期,颌骨逐渐发育长大,口腔的容量也相应增大。因此,新萌出的恒牙牙冠比同名的乳牙要大。乳牙颈部比恒牙颈部细,明显小。因此,乳牙牙冠与牙根的界限比恒牙要清晰得多。

（3）颜色:乳牙呈青白色,恒牙呈有光泽的微黄色。这是由于恒牙釉质比乳牙釉质的钙化度高,透明度大,牙本质的黄色透出来的缘故。但是乳牙经过唾液的浸泡、食物的磨损,孩子自身又没有对牙齿进行有效保护,所以牙齿也会变黄,甚至出现黑点(多数黑点是蛀牙)。

## 9　儿童口腔保健从何时开始?

儿童口腔保健必须从母亲孕期开始。在母亲怀孕 6 周时,孩子的牙齿就开始了发育。乳牙的数目、大小及形状早在胚胎时期就已决定了。牙齿是否能够发育正常除受到遗传因素的影响外,母亲怀孕过程是否顺利、营养的摄取是否足够以及出生后的口腔环境都会影响孩子牙齿的健康。

（1）孕期补钙。从怀孕 4 个月开始,胎儿的乳牙釉质就开始钙化,这时,孕妇的补钙量不能少。孕妇可以每天喝牛奶补充钙质,也可以通过吃含钙量较高的食物来补充,如鸡蛋、鱼虾等,还可以通过服用钙片来补钙,这种适合孕妇服用的钙片应到医生那里开取,使用时遵医嘱。孕妇不要随便上药店自行购买钙片,因为有一些钙片是孕妇忌用的。维生素 D 是帮助钙质吸收的良品,孕妇还应多晒晒太阳,让皮肤"生产"维生素 D,帮助钙质吸收。

（2）远离香烟。香烟损害人的身体健康是众所周知的,医学研究证明,吸烟孕妇比不吸烟的孕妇,胎儿生病和畸形的概率要高出很多,所以为了孩子的健康,孕妇要戒烟,尽量远离吸烟的人群,不要让自己吸"二手烟"。

（3）慎用药物。孕妇的药物一般都是特殊的,如果要开药,医生都会开适合孕妇服用的药。俗话说"是药三分毒",很多药物可能会对胎儿的发育有影响。比如说四环素类药物会影响胎儿的牙釉质矿化,可被结合到牙组织内,成为不健康的黄色或灰色。所以,怀孕期间准妈妈一定要保持身体健康,尽量不要随便用药。

**10  为什么母亲的口腔健康会影响孩子的口腔健康?**

母亲孕期的某些口腔疾病,会直接影响孩子的出生状况。据文献报道,母亲如果患有中度或重度牙周炎,则早产儿和低出生体重儿的发生率将明显增加。早产儿和低出生体重儿容易出现牙齿发育缺陷,发育缺陷的牙齿容易发生龋齿。全身健康与儿童口腔健康有着密切的联系,孕产妇的口腔保健对自己、对胎儿的全身健康和口腔健康非常重要,是围产期保健的重要部分。

孕期还是孩子口腔器官快速发育和形成的时期,在这一时期,任何影响孕妇健康的局部和全身的因素,都有可能成为影响胎儿口腔器官正常发育和形成的因素,如牙釉质发育不全,牙釉质矿化不良等。

儿童龋齿是一种常见多发的口腔疾病,因为乳牙钙化程度低,易受细菌侵蚀而蛀坏。口腔中的唾液是细菌传播的载体,这些细菌通过亲吻、喂食、咳嗽、打喷嚏等途径传染给儿童。尤其是喂养人通过用自己的筷子喂孩子、把食物放到自己口中试温等方式把口腔中的致病细菌直接传播给孩子,这种细菌是导致龋齿的罪魁祸首。致龋细菌越早传播给孩子,孩子越易患龋齿或其他的疾病。

因此在婴幼儿时期,家长的口腔保健十分必要:包括良好的口腔卫生习惯、积极治疗和预防龋齿等。咳嗽、打喷嚏时避开儿童;勿将食物经自己咀嚼后喂给儿童。此外,家长还应在睡前给儿童清洁口腔,如喂少许清水,或父母帮其刷牙,防止或减少食物及糖类残留给细菌滋生创造条件。

## 11　哺乳期妈妈如何知道婴幼儿在萌牙？

母乳喂养的婴幼儿在萌牙前期可能会出现咬妈妈乳头的现象。这暗示着孩子要萌牙了。

还有一些婴幼儿在这个时期喜欢咬玩具或咬其他东西，甚至咬自己的小手，这是牙齿快萌出时刺激牙床充血、牙龈发痒的缘故。民间说这是孩子在"磨牙"，其实就是乳牙萌出惹的祸，等到牙齿都长出来，这些症状自然就会消失。不过爸爸妈妈们还是可以采用一些小办法，如用磨牙棒、牙胶等来缓解孩子长牙时的不适。

## 12　如何给孩子清洁口腔和缓解出牙不适？

母乳或者配方乳中含有乳糖和碳水化合物，是细菌存活的能量来源，所以家长不要以为孩子小就不用刷牙。应在每次哺乳或喂食物后，以及每天晚上临睡前，给孩子进行口腔清洁。

（1）每天用纱布蘸清水擦拭婴幼儿的口腔。如果是夏天，可以用无菌纱布包一小块冰块给孩子冷敷一下，能够暂时缓解长牙带来的不适。还可将纱布缠在手指上帮助婴幼儿擦洗牙龈，若牙齿已经萌出，可继续用这种方法对萌出的乳牙从唇面（即牙齿的外侧面）、舌面（即牙齿的里面），轻轻擦洗，并对牙龈轻轻按摩。每次进食后及睡觉前，最好让孩子喝些白开水，以清洁除去口腔内残留的食物，保护乳牙。

清洁口腔的姿势：妈妈坐在椅子上，把孩子抱在腿上，让其头稍微往后仰，然后用干净的纱布蘸清水轻轻擦拭婴幼儿的牙齿和牙龈。也可用指套式牙刷清洁牙齿。

清洁口腔时间:每次喂养完都要帮助婴幼儿清洁口腔。每天早晚各清洁一次。要认真仔细,尤其是晚上睡前要格外细致。

(2)进行牙床训练。现在市面上有很多牙胶之类的产品,就是为了缓解婴幼儿牙齿不适而设计的,可以买一些牙胶或磨牙棒之类的产品让孩子咬,一来可以缓解不适,二来还能训练孩子的咀嚼能力,一举两得。

(3)纠正不良行为。因为牙龈不适,婴幼儿可能会咬自己的嘴唇和舌头,甚至在吸吮母乳的时候咬妈妈的乳头,这样不但会咬伤自己,还会影响牙齿的生长,导致龅牙。妈妈应该多留心孩子的一举一动,一旦发现婴幼儿咬嘴唇就要及时制止。如果孩子咬着不肯放也不能硬来,可以轻轻挠挠他(她)的小嘴唇使其松开。

另外,少数婴幼儿在长牙的时候会出现发烧和拉肚子等异常现象,这些症状不是每个孩子都会有,也不会自己消失,应该带孩子去医院检查,对症治疗。

## 13 喂奶姿势不当会影响婴幼儿口腔健康吗?

会的。母乳是婴幼儿最理想、最安全的食物。母乳营养全面丰富、天然健康,妈妈哺乳时与婴幼儿口腔接触,孩子会更有安全感、舒适感和幸福感,母乳喂养能增进母婴感情。正常的母乳喂养可促进婴幼儿上、下颌骨发育。妈妈的喂养姿势一定要正确,否则会对颌骨的生长发育产生不良的影响。比如哺乳时,婴儿下巴过度前伸,很可能导致婴幼儿的下颌骨向前过度发育,使下巴出现畸形的情况,所以母乳喂养时最好的姿势是采用摇篮式抱法,有利于婴儿自然吮吸。

人工喂养的婴幼儿在吃奶时,会因吃奶姿势不正确或奶瓶位置不当形成下颌前突或后缩。因此,婴幼儿吃奶时最好采取半卧位,将孩子后倾

45°,奶瓶与孩子的嘴唇成90°角,不要使奶嘴压迫孩子的上唇和下唇。

有些家长让婴幼儿自己躺在床上扶着奶瓶喝奶,这是不对的。婴幼儿时期其颌骨没有发育完全,经常仰面朝天任其自己喝奶容易使下巴前伸,形成俗称的"地包天"。

婴幼儿用奶瓶喂养时尽量选用仿真奶瓶,根据婴幼儿的年龄选用不同的奶嘴,仿真奶瓶的最大好处就是可以满足婴儿对母乳吸吮的心理需求,养成正确的吮吸动作,促进上、下颌骨的正常发育。若奶嘴过大,吮吸运动量减少,可能会造成下颌骨的发育不良。

用奶瓶喂养还要尽量避免长时间喂养,不要让婴幼儿长时间含着奶嘴睡觉,避免奶瓶压迫颌骨的发育。有些婴幼儿喜欢使用安抚奶嘴,但不要无节制地使用,这样容易形成龅牙。

---

**14** 为了促进睡眠,婴幼儿可以含着奶嘴睡觉吗?

有些年轻父母为了安抚睡前的孩子,喜欢让孩子抱着奶瓶含着奶嘴入睡,以为不会带来任何危害,久而久之,养成了孩子含奶嘴睡觉的习惯。市面上销售的安抚奶嘴,目的是为了通过婴幼儿的吸吮动作让其得到安抚,帮助其很快入睡,虽然说这种方法有一定程度的安抚作用,但是长期使用会对孩子产生一定的口腔危害。

其一,婴幼儿容易患上奶瓶性龋齿(简称奶瓶龋)。奶瓶内的液体会成为口腔内致龋细菌的极佳养料。

其二,奶瓶液体中的碳水化合物(糖)会被细菌分解产酸,侵蚀牙齿,使牙齿脱矿溶解,形成龋齿。临床上许多严重的婴幼儿龋的病例均有抱着奶瓶含着奶嘴睡觉的习惯。

其三,不断地吸吮会影响婴幼儿口腔发育,造成上、下颌骨发育畸形,影响面部美观。

其四,婴幼儿不停进行吸吮,会咽下过多的空气,造成胃内空气胀满,增加吐奶的可能,甚至引起腹痛。

其五,边睡觉边吃奶,奶水可能滴入耳朵,进入中耳的咽鼓管,引起发炎,增加患耳疾的危险。

其六,婴幼儿含奶嘴睡着后,奶嘴有可能堵塞孩子的口鼻,造成窒息。

其七,这种习惯会让婴幼儿误以为吃饭和睡觉是联系在一起的。一旦建立了这种联系,在以后的生活中,就会形成在入睡前大吃一顿或者入睡前非常想吃食物的习惯,并且依赖这种形式。要知道睡前进食很容易导致过度肥胖,而过度肥胖是健康隐患之一。

## 15 如何帮孩子戒除睡前含奶嘴的坏习惯?

首先是语言劝告。父母可以告诉孩子:"你已经长大了,含着奶嘴多难看呀,别的小朋友会笑话你的。"如果孩子哭着闹着要奶嘴,妈妈可采用抱抱孩子、和孩子说话、陪孩子玩游戏等方法来转移孩子的注意力。在临睡前,可以讲个故事,让孩子暂时忘记奶嘴的存在。

当孩子表现好的时候,父母应及时给予充分的表扬和鼓励。很重要的一点是和孩子多沟通,了解其需要含奶嘴的原因,婴幼儿有时会因生活中缺乏安全感才对奶嘴表现出依赖。父母切忌用恐吓、处罚或强制的手段让孩子戒除含奶嘴的习惯。要知道欲速则不达,这样做只会产生负面效果。

另外父母应多花时间陪伴孩子,尽量满足其合理需求,给予孩子安全感。建议父母带孩子去医院,请医生配合自己。医生可以一边给孩子做检查,一边告诉孩子含奶嘴睡觉有什么不好的后果。坚持一段时间后,很多孩子都能改掉这个习惯。

### 16  奶瓶喂养与牙齿生长有什么关系?

奶瓶是婴幼儿成长中的"亲密伙伴",有时甚至会"亲密接触"到两三岁,婴幼儿还对它恋恋不舍。奶瓶喂养与牙齿生长有一定的关系。如果总是习惯叼着奶嘴,对孩子的口腔健康及牙齿生长十分不利。

半岁时,婴幼儿开始长牙,如果习惯叼着奶嘴,很容易令牙齿长偏;牙齿常泡在奶水里,极易导致龋齿。在孩子10个月的时候,就应该尝试着丢掉奶瓶,锻炼孩子开始使用杯子。到1岁或1岁半时,应该学会用杯子喝水。这对孩子手部肌肉和手指灵活度的锻炼是很有好处的。

在换奶瓶的过程中,父母可先试着改用勺子喂奶,在孩子适应这种方式后,再慢慢训练其使用杯子。如果父母怕摔坏杯子,也可用一些儿童专用的塑料杯。由于刚学着用杯子喝奶或水时,孩子可能存在被呛的风险,所以训练时,可先用吸管,或用一种盖子上有小孔的杯子,同时杯里的奶或水不要太多。用奶瓶喝奶主要靠舌头吮吸,而吸管和杯子上的小孔则可训练孩子嘴唇的吮吸能力。这是让孩子摆脱奶瓶的一个过渡期。

孩子只有摆脱用奶瓶喝奶,才有利于其牙齿和舌部肌肉的发育。

### 17  喝夜奶会影响孩子牙齿发育吗?

母乳喂养的孩子多有喝夜奶的习惯。牙齿开始萌出后,夜间多次母乳喂养往往是导致婴幼儿龋齿发生的一个重要原因。临床上许多严重的婴幼儿龋的病例均有夜间多次喂奶的习惯。所以，为了保护其牙齿健康，口腔科医生建议 6 个月及以上的孩子应戒掉喝夜奶的习惯。

### 18 婴儿期如何做好口腔保健？

在孩子出生后的第一年里，家长就应开始为孩子做一些基本的口腔保健。

（1）在乳牙萌出之前清洁和按摩牙龈有助于建立一个健康的口腔生态环境，有利于牙齿萌出。

（2）清除菌斑应从第一颗乳牙萌出开始。孩子早期的口腔清洁工作完全靠孩子的父母来完成，即父母手指缠上湿润的纱布或戴上湿润后的指套牙刷轻轻按摩孩子的牙齿和牙龈组织。完成这一过程有多种方式，但下面这种方式最简洁且给孩子强烈的安全感：即一只手固定孩子，同时用另一只手按摩牙龈和清洁牙齿，这一过程每日一次。

（3）选择一个软毛且合适大小的牙刷，湿润后清洁口腔。牙膏的泡沫会引起孩子反感及吞咽。所以，不建议这个年龄段的孩子使用牙膏，或慎重选择使用不含氟的、可吞咽的、婴儿专用牙膏或牙龈清洁剂。

（4）孩子第一次进行口腔检查最好在 1 岁以内。建议孩子进行第一次牙科检查的时间应在大约第一颗牙齿萌出时或最迟在孩子 1 岁。不过，万一孩子有特殊的牙科需要，例如创伤等，应立即就诊。

（5）在检查中需要完成的目标：父母要知晓口腔保健措施，以及对孩子进行牙科检查的目的；是否存在牙齿发育异常，是否存在不良的喂养习惯；听听医生提出有关的饮食建议，完成其他的健康咨询。第一次牙科检查有利于父母开始熟悉孩子口腔的保健，有利于孩子熟悉口腔科室环境，可以避免与减少将来对口腔治疗的恐惧。

## 19　婴幼儿长牙时父母应注意什么?

(1)注意口腔清洁:长牙后婴儿更容易溢奶,而且食物残渣更易堆积在口腔内,此外婴儿长牙之后,造成蛀牙的主要细菌——变形链球菌可以在婴儿牙面上生存繁殖。所以,家长应注意婴儿口腔的清洁工作。

每次喂奶完毕后,用纱布或棉棒蘸清水清洁孩子的牙龈,孩子 1 岁左右则可用牙刷或指套式牙刷为婴儿清洁口腔。

(2)尽量不要让婴儿含着奶瓶入睡,孩子 1 岁以后不要在睡前或夜间喂奶,以免时间长了造成"奶瓶龋"。

(3)请注意防止跌倒撞伤。婴儿新长出的牙齿及牙床组织稚嫩,孩子学爬、学走时,不小心跌倒,极容易撞伤牙齿或造成牙齿脱落。家长不要让孩子独自学骑车、推车,注意扶持保护。

(4)注意吸吮动作。婴儿有强烈的吸吮欲望。吸食的频率、强度以及习惯持续的长短决定其是否对口腔结构有影响。含奶嘴习惯最好能在2 岁以前将其戒除。大部分孩子在 4 岁或 5 岁时会自动停止吸吮手指的习惯。若吸吮手指的习惯持续到 5 岁后,如孩子愿意停止此习惯,则可用褒奖及鼓励等心理建设方法来帮其改善,若仍不成功可考虑使用矫治器予以帮助。

(5)注意控制甜食摄取。4 个月大的婴儿已可开始摄取副食,应尽量保持食物的原味,不必添加调味品,尤其是含糖又容易粘牙齿的食物,应愈晚接触愈好,愈晚尝到"甜头"愈不易蛀牙。新鲜水果等是较好的零食,果汁饮料大部分含糖量较高应稀释饮用。饼干、糖果、含糖乳酸饮品等应限时限量供应,最好餐后再吃,既不影响正餐又可达到解馋的目的。

(6)注意定期进行口腔检查。1 岁左右开始可每半年带孩子到口腔科检查一次,让孩子熟悉口腔科环境,不至于害怕看牙医;医生会给予口腔知识及饮食的指导。家长与孩子共同受益。

## 20 如何做好 1~3 岁幼儿的口腔保健?

(1)如果孩子以前没刷过牙,在这个阶段,则提倡开始用牙刷(婴幼儿牙刷)刷牙以去除菌斑。

(2)3 岁左右孩子能正常漱口时,建议使用儿童含氟牙膏,因为这一年龄组的孩子不能做咳出的动作且有潜在的氟化物吞咽风险,所以每次刷牙只用小豌豆大小的牙膏就足够了。

(3)鼓励孩子学习刷牙。大部分孩子喜欢模仿他们的父母,然后自己刷牙。需注意的是,单靠孩子自己是不能清除菌斑的。即使孩子受到鼓励能进行简单的刷牙时,刷牙这一过程还是需要父母协助完成的。

(4)建议可以使用牙线。虽然通常不需要使用其他的措施控制菌斑,但当牙齿邻面有接触时,通过使用牙线才能清除邻面的菌斑,但这一操作需由父母来进行。

(5)为孩子刷牙所采取的姿势非常重要。这里推荐一种"膝对膝"的姿势,即一个家长固定住孩子的身体,另一个家长相对而坐为其刷牙。注意为防止孩子身体活动需用手和肘来固定孩子的胳膊和腿。建议最好确定在一个专门的时间一起进行这项工作。在刷牙过程中尽可能对孩子进行表扬和鼓励。

## 21 婴幼儿长牙时有哪些不适?

婴幼儿出牙为生理现象,大多数乳牙都是在不知不觉中自然萌出的。个别孩子可能有低热、唾液增多、流涎、睡眠不安、烦躁等症状,一般不必处理,待牙齿长出后这些症状会自然消失。

牙齿萌出时刺激三叉神经,引起唾液分泌量增加。由于小儿没有吞咽大量唾液的习惯,口腔又浅,唾液往往流到口外,形成所谓的"生理性流涎"。这种现象不用过分担心,等到一周岁左右,随着口腔深度增加,吞咽功能完善,就会慢慢消失。

## 22 孩子流口水,父母应如何护理?

出牙期孩子易流口水,父母可注意以下几点。

(1)及时帮孩子擦干口水。因为唾液中含有消化酶和其他物质,对皮肤有一定的刺激作用,会造成皮肤发红,甚至糜烂、脱皮。可以准备一块柔软的棉布,擦的动作要轻柔,因为孩子皮肤比较娇嫩,动作太重,容易擦破皮肤引起感染。

(2)准备一个小围嘴围在孩子的脖子上,接流出的口水,以免口水弄湿衣服。

(3)如果皮肤有发红的现象,可以涂抹一点有收敛作用的药膏(尤其是嘴角部位),能够在一定程度上减轻口水对皮肤的刺激,保护孩子的皮肤。皮肤已经有溃烂,则不宜自行用药,需要带孩子看医生。

## 23  混合牙列期父母可以帮助孩子做什么？

6~12 岁的时期，医学上称混合牙列期，这时，父母应该注意孩子的口腔卫生，帮助孩子做到以下几点。

（1）起床后和睡前刷牙；饭后漱口。

（2）关心孩子有无"虫牙"，带孩子进行防龋治疗，如涂氟、窝沟封闭等。

（3）日常饮食可以补充一些利于牙齿咀嚼的食物，如芹菜、玉米等粗纤维食物。

（4）适当补钙，多晒太阳。

## 24  婴幼儿应何时做第一次口腔专科检查？

婴幼儿长出第一颗牙齿到满 1 岁之前，建议前往口腔专科做检查。特别是当发现孩子出现出牙迟缓或其他异常情况，应该请医生针对具体情况来处理，争取尽快改善出牙状况。

婴幼儿最常见的口腔疾病，一是龋齿；二是常见的咬合异常，主要是反𬌗。这两种疾病与不良的喂养和清洁习惯密切相关。孩子定期检查牙齿，有利于医生尽早发现问题，告知家长，共同维护孩子的口腔健康。

检查咨询的内容：一是孩子是否开始采取口腔清洁措施，方法是否科学和正确；二是孩子是否存在不良的喂养习惯；三是孩子是否有口腔发育的异常；四是孩子是否有一些口腔疾病。

早期检查有以下 4 点好处。

首先，有利于孩子从小就养成科学、正确的口腔清洁习惯和家长采取科学、良好的喂养习惯,避免和预防龋齿、反殆(由不良喂养习惯导致)的发生,对孩子的生长发育、心理成长都有益处。

其次,获得正确的口腔保健知识,学会正确而有效的自我口腔保健方法,使孩子免受疾病的痛苦。

再次,了解口腔健康状况,对口腔疾病做到早发现、早治疗。对一些口颌系统发育异常,通过早期发现,可以找到治疗的最佳时机,避免延误治疗。

最后,尽早发现孩子的口腔疾病,有助于发现以口腔异常为早期表现的全身性疾病。避免治疗的复杂性和长期性,也避免孩子遭受更多的病痛,家长也可以节省更多的时间和金钱。

希望父母关注儿童口腔健康,定期检查。在没有口腔疾病或自己没有感觉到口腔有问题的情况下,也要定期进行口腔健康检查,尽早发现口腔疾患,会获益终生。

## 25　婴幼儿什么时候可以开始刷牙?

从婴幼儿萌出第一颗牙齿后就可以开始刷牙了,也就是大约从 6 个月开始就要给孩子"刷牙"。养成每日早、晚刷牙的习惯。

一是姿势。刷牙时可以与另一位家长面对面、膝对膝坐着,让婴幼儿躺在大人的大腿上,孩子的脸向上,头位于妈妈的腹前,父亲可以协助,扶住婴幼儿的双手,防止其乱动,由妈妈来帮助完成刷牙。此阶段主要是让孩子养成良好的刷牙习惯,不要因为孩子反抗就妥协。

二是牙刷的选择。父母应根据孩子的年龄选择大小、硬度合适的牙刷。

另外,建议父母要帮助孩子刷牙,直到其能独立刷牙为止。

## 26 如何正确刷牙？

（1）乳牙未萌出之前。宜用纱布清洗口腔，以 4cm×4cm 纱布为宜，再备一杯温开水。一手抱着婴幼儿，一手食指裹着纱布，蘸着温开水给幼儿做口腔清洁。轻轻擦拭孩子的舌头、牙床和口腔黏膜。

（2）乳牙萌芽后。刷牙应早晚各一次，同时还需注意正确的刷牙方式。刷上牙时从上往下刷，刷下牙时从下往上刷，磨牙（大牙）的磨切面也要仔细刷。

刷牙要刷 3 个牙面：内侧面、外侧面及水平的咀嚼面。要特别注意清洁下磨牙（尤其是舌侧面）和上磨牙（尤其是颊侧面），因为这些地方是刷牙时最容易遗漏的地方。刷牙要按一定的顺序，可以从后往前、由外向里，注意做到没有牙齿及牙面的遗漏即可。

刷牙有一个"233"口诀。每天刷牙早晚共 2 次，晚上睡前刷牙尤为重要。刷牙要刷 3 个面：颊面、舌面、咬合面共 3 面。顺序是由前向后，由外向里。刷牙时间要达到 3 分钟。每次刷牙要仔细认真，要轻柔，要坚持上下用力。牙刷没用多久就有分叉的现象，表示刷牙过于用力了，以后刷牙应注意轻柔一些。

孩子的牙膏最好选择儿童专用牙膏。孩子漱口的能力弱，很容易将牙膏吞入，长时间使用成人含氟牙膏，可能会有慢性氟中毒的风险。

## 27 什么是保健牙刷？

保健牙刷的要求是牙刷头宽窄合适，刷头大小适当，一般覆盖 2 个或 3

个牙面,以便于刷牙时"面面俱到"。牙刷毛是由优质尼龙丝制作,优质尼龙丝弹性好、吸水性差,可防止细菌积存。牙刷柄长短合适,便于握持,可以产生足够的刷去污物和按摩牙龈的力量。各组刷毛的间隔距离适当,易于保持牙刷本身的清洁,每组刷毛经过磨圆处理,防止刺伤或擦伤牙龈。

选择牙刷时,应熟悉自己口腔牙齿的排列情况,选择大小形状合适、刷毛软硬适度的牙刷。一般来说,选择刷毛软硬度中等、刷头较小的牙刷即可。

## 28 ▶ 如何选购儿童保健牙刷?

(1)选择儿童专用的牙刷。宜挑选刷毛质地柔软并且排列细密的牙刷。因为儿童的牙龈比较嫩,如果选择硬毛或中硬毛牙刷,很容易损伤儿童的牙周及口腔黏膜。

(2)尽量挑选小头的牙刷。儿童的口腔比较小,小头的牙刷在口腔中可以活动自如,清洁口腔的各个部位且不会对口腔造成损害。牙刷头的形状宜小而圆钝,牙刷圆头端刷毛的毛刷面平坦,刷毛的顶端为半球形。小而圆钝的牙刷在幼儿口腔内可灵活转动,比较容易接触到口腔内所有的牙齿,包括最里面的牙齿。圆形的牙刷毛没有棱角,不会损伤牙齿和牙龈,并且可按摩牙周组织及口腔黏膜,有效促进牙周组织及口腔黏膜的血液循环。

(3)按照儿童的年龄段挑选适合的牙刷。一般 2 岁的孩子选择日常使用的普通牙刷的要求是:牙刷长度为 12 ~ 13cm;牙刷头长度为 1.6 ~ 1.8cm、宽度不超过 0.8cm、高度不超过 0.9cm;牙刷柄要直且粗细适中以便于孩子满把握持;牙刷头和柄之间称为颈部,应稍细;牙刷毛要软硬适中、富有弹性,毛太软不能起到清洁作用,毛太硬又容易伤及牙龈及牙齿,同时毛面应平齐或呈波浪状,毛头应经磨圆处理。

(4)可以选择握手端有小动物或是卡通人物的牙刷。因为儿童会很喜欢有漂亮图案的牙刷;并且在牙刷的握手端有图案的牙刷,形状凸凹不平,儿童的手比较小,容易握住。选择刷柄较"硬"的牙刷,这样可以最大限度地锻炼肌肉运动。

## 29　儿童牙刷有什么标准和特点?

1975 年中华人民共和国卫生部、轻工业部和商业部曾共同召开全国保健牙刷工作会议,制定了《保健牙刷暂行规格》。1989 年又成立了全国卫生标准技术委员会,由牙刷分技术委员会修订了《保健牙刷暂行规格》。一般来说幼儿的牙刷标准:毛束不超过 2 排,每排 5 束或 6 束,毛质要软,小学生使用的牙刷刷毛不超过 3 排,每排 6 束或 7 束。

儿童专用牙刷的特点是:刷头小,长度以相当于 4 颗门牙的宽度为宜,在口内转动灵活,可以刷到所有牙齿的表面;刷毛细,可以进入牙缝;刷毛经过磨圆,不刺激齿龈,不损伤牙齿;牙刷柄长短适中,牙刷柄表面最好有一层防滑贴面,易于孩子抓握。

## 30　孩子刷牙需要大人帮助吗?

答案是肯定的。在婴幼儿时期,孩子行为能力有限,刷牙是一个精细的动作,这个时期家长都要为孩子清洁牙齿。整个学龄前期,孩子清洁牙齿主要是以家长指导为主。

从孩子萌出第一颗牙齿开始,父母就要开始为孩子进行口腔清洁工作了;1 周岁以后,开始为孩子刷牙;3 周岁以后,开始使用含氟牙膏。婴幼儿的牙齿在 6 个月左右开始萌出,到 2 岁半左右 20 颗乳牙全部长齐。最初的刷牙可由父母代劳,用纱布或者橡皮指套,蘸温水或淡盐水,为孩子清洁小牙齿。刷牙的时候,蘸好清水后让幼儿张嘴,先横向轻轻刷洗牙龈处的牙表面,然后顺着牙缝的排列方向刷。1 岁多的幼儿接触的食物种类逐渐丰富,食物残留对牙齿损害也越来越厉害,尽早培养刷牙习惯对孩子来说非常重要。当父母刷牙时,请孩子在一旁看,多数幼儿都会对满嘴"吐白沫"感到新奇觉得好笑,充满模仿的兴趣。这个时候可以给孩子准备一个硅胶牙刷和可以吞咽的牙膏,让孩子学习和父母一起刷牙。幼儿刚开始自己刷牙时,容易将水和牙膏吞下去,所以最好使用饮用水。如果不会吐水,可以先学吹气,练习几次就学会了。幼儿初学刷牙,自己还不能刷干净,需要父母帮忙好好清洁。

## 31　如何让学龄前儿童养成刷牙的好习惯?

有些孩子不爱刷牙,或者不能坚持刷牙。爸爸妈妈们要让孩子觉得刷牙是一件轻松愉快的事情。

### 父母引导

让孩子对父母的刷牙行为感兴趣而去模仿,他(她)们会常常将小手比作牙刷,放进自己嘴里,上上下下地刷着。让孩子自己刷牙前,爸爸妈妈们可以带孩子去趟商场,让他(她)们自己挑选刷牙用具,如米老鼠的牙刷、黄色的水杯、蘑菇形的牙膏等,要选孩子喜欢的。父母带领并教会孩子刷牙,一家人一起刷牙,让刷牙成了孩子喜爱的一种游戏。

### 父母互动

给孩子刷完牙后,允许孩子给爸爸或妈妈刷牙。这样一来,孩子总是期待着刷牙,并在刷牙之后闹着要帮爸爸或妈妈刷牙。这样即可刷好牙,一家人又做了亲子互动。当然孩子的小手没轻没重,给爸爸或妈妈刷牙时可能弄得爸爸妈妈有些难受,这些轻微的不适希望父母尽量克服。

**父母示范**

孩子学会刷牙后,常会偷懒,因此晚上孩子睡觉前,家长和孩子最好一起刷牙。孩子看着爸爸妈妈一副认真的样子,自然也会认真地跟着做。如果孩子临睡前又吃了东西,只能再刷一次牙,父母也要带头养成良好的口腔卫生习惯。

**父母教育**

孩子不爱刷牙,甚至哭闹,让父母头疼。家长可以给孩子讲述爱牙的故事,比如《牙齿大街的新鲜事》《牙婆婆的故事》《牙齿引出的故事》等。大致内容是:一个孩子不爱刷牙,成了"蛀牙大王",很多小朋友都不爱和他一起玩;后来,在医生的帮助下,"蛀牙大王"修补好了牙齿,天天刷牙,小朋友们都喜欢他。将这些爱牙护牙的情节经常讲给孩子听,潜移默化,孩子刷牙就会成为一件主动的事情。

**家庭竞赛**

有些孩子不爱刷牙,为了提高他们对刷牙的兴趣,可以开展家庭刷牙比赛。每天早上起床后和晚上临睡前,一家人争先恐后地来到卫生间刷牙,比比谁刷牙最积极、最认真、最彻底,获胜者能得到一朵小红花。孩子就会成了刷牙最积极的那一位了。

**以身作则**

有些孩子一到刷牙就要赖,道理讲了一遍又一遍,就是无济于事。父母可以编一个牙痛的故事。例如,一天吃饭时,妈妈故意说牙痛,不能咬东西了。孩子问:"妈妈,你怎么了?"妈妈说:"我不注意刷牙,牙就坏了,连肉也咬不动,以后只能喝粥了。"以后孩子刷牙可能就不用再提醒,自己就会主动去,还会不时地说:"妈妈不刷牙,牙坏了,不能吃好东西了。"虽然家长充当了反面典型,但看见孩子能认真刷牙,有了改变,应该是高兴的。

## 32 学龄前儿童可以用电动牙刷吗?

目前,市面上有不少色彩斑斓、造型可爱的儿童电动牙刷,受到很多不爱刷牙的孩子的青睐,手动牙刷则有受冷落的趋势。而且调查发现,儿童电动牙刷的价格普遍高出普通手动牙刷 5 ~ 10 倍,但为了让不爱刷牙的孩子心甘情愿完成刷牙任务,很多父母都欣然买单。

其实电动牙刷价格贵并不代表它比手动牙刷清洁效果更好。如果采用正确的刷牙方法,手动牙刷并不会输给电动牙刷。电动牙刷的好处在于方便、力度足够、能吸引一部分儿童刷牙的兴趣,但它的缺点在于要顾及功能的发挥,所以设计上难免存在缺憾,如刷头普遍较大,这样入口后牙刷横截面太大,有的牙齿表面或者缝隙可能刷不到;其次,电动牙刷的刷毛比较硬,可能损伤儿童的牙齿、牙龈。儿童牙齿与牙龈,质地本身就较软,如果是手动牙刷一般建议买刷毛柔软的牙刷,既可减小损伤又可进行按摩。而电动牙刷的可选余地就比较小。

## 33 一把牙刷到底能用多长时间?

牙刷的使用寿命既要看牙刷刷毛的质量如何,又要看使用者怎样使用和保护牙刷。一般来说,牙刷使用 2 ~ 3 个月,刷毛就会磨损或弯曲,而弯曲的刷毛不仅不容易刷净牙缝中的食物残渣,还会擦伤牙龈。所以,发现牙刷毛弯曲了,应立刻换一把新牙刷;另外使用时间过长的牙刷刷头内易存留细菌。所以一般建议每 3 个月更换一次牙刷。

## 34　牙刷应如何保养？

为了保持牙齿的健康，按规定刷牙还不够，更需要保养好牙刷。

（1）每次刷牙后，牙刷必须在流动的水中彻底冲洗，如果不彻底清洗牙刷，下一次刷牙时，孩子会把粘在刷毛上的食物残渣、细菌等又带回到口腔中。冲洗之后将水甩干，刷头向上放在漱口杯里，放置在通风的地方吹干，以保持刷毛的弹力。最好经常放在阳光下晒一晒，从而防止刷头发霉变色或细菌繁殖。

（2）牙刷在两次使用之间的时间内，必须保持干燥，否则，细菌会在潮湿的环境中繁殖。如果一天多次刷牙，应该交替使用两把牙刷。

（3）不管是否很好地保养牙刷，最多在使用 3 个月后，一定要更换一把新的牙刷。否则不但起不到清洁作用，还会造成牙龈损伤。

（4）竖直放置牙刷，并保持干燥。确保每支牙刷的刷毛彼此不相接触，防止细菌从一支牙刷传到另一支牙刷。应注意，在使用前要把牙刷彻底清洗干净。

（5）当牙刷出现磨损（如刷毛散开）时，就要更换牙刷。

## 35　学龄前儿童可以使用含氟牙膏吗？

儿童可以使用含氟牙膏。用含氟牙膏刷牙是利用氟的局部防龋的途径之一。但需注意孩子不宜用含氟量较高的牙膏。因为孩子的动手能力差，手操作功能的发育还不完善，含漱技巧尚未完全掌握。此时，如果用含氟量高的牙膏，在刷牙时，难免误吞。如果每天咽下过多的氟，是不利于孩子的健康成长的。在饮用水含氟量过高、有氟病流行的地区,7 岁以下儿童不推荐使用含氟牙膏。

注意:3 岁以下孩子只能使用米粒大小的含氟牙膏,3 ~ 6 岁孩子使用豌豆大小的含氟牙膏。

含氟牙膏不仅能够抑制细菌的生长,而且可以提高牙齿的硬度,增强牙齿的抗酸能力,预防龋齿。另外,家长可以遵医嘱每天给孩子补充一些含氟的物质。注意不要自作主张给孩子补充含氟物质,因为过多的氟化物,会导致孩子的牙齿变为氟斑牙,且可能造成氟过量中毒,不利于孩子的牙齿及全身健康。

从功能上讲,牙膏有清洁、除臭、防酸、防龋、杀菌、消炎、止血等作用。有孩子的家庭,应当买两种牙膏,成人牙膏和儿童牙膏。儿童牙膏除了色彩比较艳丽、味道比较香甜、包装比较活泼外,含氟量也比较低。

好的牙膏能够立竿见影地起到如下几个作用。

(1)牙膏是清洁工具,可以除去牙齿和牙龈周围的食物残渣。

(2)牙膏通常含有氟化物,它可以巩固牙齿生成,降低牙齿发生蛀牙的概率。刷牙时牙膏中的氟化物与牙齿上的牙釉质亲密接触从而发挥功效。

(3)用牙膏刷牙可以让孩子的口腔保持清新、干净。

## 36　乳牙期口腔保健应注意什么?

乳牙期一般是婴幼儿 6 个月至 6 岁。这一时期龋齿的发病率较高,危害性比较大。孩子乳牙萌出后不久就可能患龋齿,而且发展速度很快。在这个时期主要应注意以下几点。

(1)孩子年龄小,不能很好地刷牙,食物残渣、软垢常常滞留在牙面上,父母应经常检查孩子的口腔卫生情况,协助孩子清洁牙齿。

(2)少吃黏性大、含糖量高的食品,如巧克力、奶油饼干等,少吃零食。

(3)父母要定期带孩子去医院检查牙齿,对口腔疾病要做到早发现、早治疗。避免龋齿继续发展成为牙髓病或根尖周病,不要等孩子叫疼才去做检查,当孩子诉说牙疼时,多半牙髓或根尖已经发生病变了。

(4)保证孩子合理营养,不偏食,注意补足蛋白质、钙及各种微量元素,做到均衡营养,这样才能保证恒牙正常、健康地萌出。

(5)婴幼儿应多到室外活动,晒晒柔和的阳光,因为皮肤中所含 7 - 脱氢胆固醇,在阳光的照射下可以合成维生素 D,促进钙的吸收,有利于牙齿发育。

## 37 孩子换牙时长"双排牙"怎么办?

换牙期的孩子乳牙未掉,新的恒牙就已经长出来了,会出现"双排牙"的情况。两排牙齿像锯齿,不仅看着不美观,而且"双排牙"不利于牙齿清洁卫生,容易形成牙垢和牙结石从而造成口臭;诱发龋齿、牙髓炎、根尖周炎等口腔炎症性疾病;还可导致新生恒牙方向异常,甚至无法萌出,对孩子颌骨发育、咀嚼效果、口腔卫生、面部美观都会造成影响。

"双排牙"形成的原因是什么呢?

(1)食物过于精细,牙齿未得到足够锻炼,使得乳牙牙根未充分生长发育及自然吸收、脱落。儿童颌骨咀嚼刺激不够,恒牙胚往口腔中的移动减少,不能挤掉乳牙,只能在乳牙舌侧长出,形成"双排牙"。

(2)恒牙胚发育错位。恒牙胚没有正对乳牙根尖部,而在乳牙根的内侧生长,使乳牙根不能随着恒牙的生长被吸收,而只在牙根的一侧发生吸收,新生恒牙在萌出时乳牙仍不松动,根本没有要脱落的迹象,没有正常脱落的乳牙占据了恒牙的位置而形成"双排牙"。

(3)恒牙的错位造成错殆畸形。已经萌出的恒牙因为位置不够、异位萌出,或是咬唇、咬舌、吹口哨、咬铅笔等不良的习惯,所以恒牙与恒牙前后错位排列而形成"双排牙"。

(4)乳牙病变。牙齿替换时,乳牙脱落后,恒牙会在乳牙原有的位置长出。由于乳牙龋坏严重,与周围组织炎症粘连造成乳牙根吸收障碍等情况,使乳牙不能及时脱落,恒牙萌出后而形成"双排牙"。

由于没有正常脱落的乳牙占据了恒牙的位置,新萌出的恒牙不能排在牙列的正常位置上,常常在牙列的舌侧,造成牙齿排列不齐。此时,应及时拔除没有正常脱落的乳牙,为恒牙的发育腾出空间,使恒牙借助萌出的力量,回到牙列中去。

已经出现牙齿排列不齐时,在孩子恒牙换完之后(12~14岁)即可进行口腔正畸治疗。发现恒牙排列不齐,可以去口腔正畸专科检查,进行早期评估,酌情做咬合诱导或正畸治疗。

## 38 新长出的两颗大门牙靠不拢怎么办?

儿童6岁左右从门牙开始陆续发生乳牙、恒牙替换,约至12岁完成。新长出的2颗大门牙合不拢的原因首先考虑是替牙期暂时性错殆。待门牙旁边的2颗牙替换完后,门牙间的缝隙会自然闭合。这是生长发育中的正常现象,不用治疗。

如果旁边的牙齿替换完成,门牙间的缝隙仍不闭合,此时需要咨询儿童口腔科医生或正畸科医生,进行口腔检查和拍摄 X 线片,了解有无唇系带过长及颌骨病变。

还有孩子两颗门牙间出现了多生出来的额外牙,即多生牙,属于 32 颗恒牙之外的畸形牙,必须及早拔除。

一般来说,小于 3mm 的缝隙多为正常生理现象,超过 3mm 的缝隙则提示可能有其他因素存在。因此对于 2 颗门牙间过大的缝隙父母要注意。当出现两颗门牙迟迟不靠拢时,就应进行口腔科检查,寻求口腔医生评估、制订治疗方案,通过正畸治疗关闭门牙间缝隙。

## 39  有些孩子为何会夜磨牙?

有些孩子晚上入睡后常把牙齿磨得"咯咯"响,医学上称为夜磨牙症。孩子夜磨牙发生在熟睡时,自己并不察觉,所以也无法控制,一般认为其与下列因素有关。

(1)肠道内有寄生虫,特别是蛔虫。

(2)白天过于疲劳或精神过于激动,如孩子玩得太累,入睡后大脑皮层没有得到完全休息,也会出现磨牙的现象。

(3)消化不良。因某些原因不能有效地消化食物,以致睡觉后磨牙。

(4)牙齿的咬合关系错乱等。

夜间由于口腔内没有食物,唾液分泌量也很少,磨牙时牙齿只能上、下相互干磨,使牙齿磨损严重,影响牙齿健康。故家长应重视并采取相应的措施。

## 40 夜磨牙症如何防治?

（1）对有夜磨牙症的孩子，家长要使其精神放松，在睡觉前 1 ～ 2 小时，不要让孩子做紧张、激烈的活动。

（2）注意调节好孩子的饮食，吃一些容易消化、营养丰富的食物，晚饭不要吃得过饱。

（3）有肠道寄生虫的孩子需在医生指导下服驱虫药。

（4）牙齿排列不齐、咬合关系错乱的孩子，要进行矫正干预治疗。

如果通过前面的方法夜磨牙症不能得到纠正，可到医院口腔科做一个名为磨牙矫治器的牙垫，晚上睡觉时戴在上、下牙之间，有防止夜磨牙和保护牙齿的作用。

## 41 龋齿是怎样形成的?

龋齿又称龋病，俗称"虫牙"，是牙齿硬组织的一种慢性疾病。在多种因素作用下，牙釉质和牙本质受到破坏、缺损，逐渐发展成龋洞。要知道虽然叫虫牙，但龋齿并不是由一条条肉眼能看到的小虫子咬出来的，而是牙齿表面的细菌在作怪。每个人的口腔里都存在大量的细菌，许许多多的细菌堆积起来，混杂着它们的代谢产物和唾液中的一些成分粘在牙齿的表面就形成了一层菌斑。菌斑中的细菌以糖为养料，能够把糖变成酸。牙齿虽然很硬，但容易受到酸的侵蚀而脱矿，时间长了，牙上就会出现龋洞。特别是新长出的牙和发育不良的牙，它们的抵抗力弱，容易患龋齿。

**42** 龋齿的致病因素是什么?

目前公认的龋齿病因学说是四联因素学说,包括细菌、食物、宿主、时间。宿主是指寄生物,包括寄生虫、病毒等寄生于其上的生物体。其基本过程为:致龋性食物——糖(特别是蔗糖)紧紧贴附于牙面,与唾液蛋白形成获得性膜。这种获得性膜不仅牢固地附着于牙面,而且可以在适宜温度下,有足够的时间在菌斑深层产酸,侵袭牙齿,使之脱矿,并进而破坏有机质,产生龋洞。

细菌

细菌是龋齿发生的必要条件,一般认为致龋菌有两种类型:一种是产酸菌属,其中主要为变形链球菌、放线菌属和乳杆菌,可使碳水化合物分解产酸,导致牙齿无机质脱矿;另一种是革兰氏阳性球菌,可破坏有机质,长期作用可使牙齿形成龋洞。

食物

食物中的碳水化合物等,既与菌斑基质的形成有关,又是菌斑中细菌的主要能源。细菌能利用碳水化合物(尤其是蔗糖)代谢产生酸,并合成细胞外多糖和细胞内多糖,所产的有机酸有利于产酸和耐酸菌的生长,也有利于牙体硬组织的脱矿,多糖能促进细菌在牙面黏附和积聚,并在外源性糖缺乏时,提供能量。

宿主

(1)牙齿是龋病过程中的靶器官,牙齿的形态、矿化程度和组织结构与龋病发生有直接关系。例如宝宝新萌出的新牙,矿化尚不成熟,有许多细小的深窝沟,食物和致龋菌容易沉积在牙齿这些薄弱的地方,引发蛀牙;宝宝拥挤和不规则排列的牙齿不容易清洁,亦增加了患龋的机会。因此,家长需要带宝宝去口腔医院儿童口腔科进行专业的检查,采取预防措施。如窝沟封闭让牙齿穿上一层"保护膜",涂氟让牙质更"强壮"。

（2）唾液。在正常情况下,唾液有4种作用:机械清洗作用、抑菌作用、抗酸作用、抗溶作用。唾液的量和质发生变化时,均可影响龋齿的患病率。

临床可见口干症或唾液分泌减少的患者龋齿的患病率明显增加。颌面部放射治疗患者可因涎腺被破坏而有多个龋坏的牙。当唾液中乳酸量增加,也会导致龋病的发生。儿童睡眠时间长,口腔处于静止状态,唾液分泌减少,自我清洁作用相对较差,有利于细菌繁殖,从而增加了患龋齿的机会。

时间

龋病的发生有一个较长的过程,从初期龋到临床形成龋洞一般需1.5~2年,因此,即使致龋细菌、适宜的环境和易感宿主同时存在,龋病也不会立即发生,只有上述三个因素同时存在相当长的时间,才可能产生龋坏。但家长需要注意的是,对于乳牙和年轻恒牙来说,其矿化程度低,龋坏进展相当快,龋坏可以在短期内侵犯牙髓,甚至"烂"到只剩牙根了。因此对于儿童而言,定期检查牙齿,发现问题,及时遵医嘱进行牙科治疗和处理是尤为必要的。

## 43　龋齿有哪些危害?

有了龋齿,起初可能没有症状,渐渐地吃东西时会感到牙痛,不敢用患侧牙咀嚼。儿童如果长期只用一侧牙咀嚼,会造成双侧面部发育不对称,脸一边大一边小。若经常牙痛得不能好好吃饭,会出现营养不良,影响身体的正常发育。如果龋齿进一步发展到牙根尖脓肿,一方面可能波及乳牙根尖正在生长发育的恒牙牙胚,造成恒牙列的一些问题;另一方面,牙根尖的脓肿也是一个慢性病灶,其中的细菌可随血液流到全身各处,在身体抵抗力低下时,可能会引起心脏、肾、关节等重要器官发生病变。如果龋齿发生在前牙,会造成前牙的残冠、残根或缺失,还会影响孩子的发音准确和容貌美观,甚至可能造成儿童的自卑心理,影响身心发育。总结起来,儿童龋齿的危害主要有以下几点。

(1)牙体缺损,涉及多个乳磨牙时可降低咀嚼功能。

(2)龋洞内食物残渣滞留,细菌聚集,使口腔卫生恶化,增加牙齿龋坏的机会。

(3)乳牙根尖周炎影响继承恒牙牙胚,造成其釉质发育异常及正常萌出障碍。

(4)乳牙因龋早失,造成恒牙间隙缩小,恒牙在萌出时因间隙不足发生位置异常。

(5)因龋坏而破损的牙冠易损伤局部的口腔黏膜组织。

(6)乳牙龋坏严重,造成咀嚼功能降低,会影响儿童的营养摄入,进而对生长发育造成影响。

(7)乳牙龋病发展为根尖周病可作为病灶,使机体的其他组织发生感染。

(8)龋齿影响儿童的面部美观和正确发音。

## 44 患了龋齿怎么办?

龋齿不治是不能自愈的。了解了龋齿的很多危害后,就应知道发现龋齿要及时治疗。一个小浅洞,简单补一下就行了,痛苦很小;要是等到牙痛得厉害,甚至牙龈肿起来再治,可就麻烦了。如果等到牙坏得没法再治,就只好选择拔除。

很多家长在照顾孩子的时候,因为不注意孩子的口腔卫生,导致形成蛀牙。那么,儿童有了蛀牙,家长该怎么办呢?

浅龋

初期治疗效果最佳,这时只有表面的龋洞,没有疼痛症状,或者只在受到冷、热刺激时表现出轻微的不适。只要这时及时发现,则可通过选择适当的材料来填补龋洞。

先把龋洞周围已被破坏的组织去除,再以适当的材料进行填补,进而恢复牙齿表面的完整性,防止龋齿的继续发展。这时治疗,花费的时间、精力、金钱都很少。

中龋

中期龋洞已经比较深了,在进食时会感到牙齿疼痛,对冷、热、酸、甜的食物会非常敏感。此时治疗需去净龋坏组织,如果有牙髓敏感,可使用垫底护髓材料,再选用适当的材料进行充填。

深龋

此时龋病进展到牙本质深层,临床上可见很深的龋洞,易于探查。食物经常嵌入洞中,会产生疼痛;遇冷、热和化学刺激时,产生的疼痛较中龋时更加剧烈。治疗方法也是去净龋坏组织,使用垫底护髓材料,再选用适当的材料进行充填治疗。这时治疗起来就费时、费事、费钱了。

## 45　乳牙为什么容易龋坏?

乳牙容易龋坏是有原因的。

家长常常会提出这样的问题:"孩子这颗牙才长出来没多久,怎么就烂这么大个洞?"又或者是:"这个牙怎么才长出来就是黑的?""小孩的牙齿是不是要比大人的软一点?"等等,说明家长们已经观察到了乳牙的一个重要特点:容易龋坏,并且进展速度非常快。乳牙一旦开始龋坏,从一个小黑点发展成大洞,仅仅需要3个月的时间。很多家长认为这是小孩爱吃糖造成的,那么乳牙容易发生龋坏,且发展如此之快的原因是什么呢?

从乳牙解剖结构上看

(1)乳牙表面牙釉质不成熟,矿化程度低,抗酸力弱。

(2)乳牙的特殊形态也易导致龋坏。乳牙颈部缩窄易致食物嵌塞,小孩吃的东西比较精细且偏甜,口腔自洁作用差,食物易滞留,容易被细菌利用产酸、腐蚀而破坏牙齿。

(3)乳牙咬合面窝沟点隙多而深,牙齿之间随着颌骨生长又会出现缝隙,食物特别容易残留,稍不注意就刷不干净,成为细菌的温床,一旦发生了龋坏,牙齿表面变得粗糙,就更不容易刷干净了。

(4)乳牙本来就比恒牙脆弱。牙齿最表面的一层称牙釉质,是牙齿最坚硬的部分,就像牙齿的盔甲,抵御着外界各种刺激。乳牙的牙釉质薄于恒牙的牙釉质,矿化的程度也更低,也就是说乳牙的保护壳厚度和硬度都不够,所以更容易龋坏。

从儿童饮食上看

儿童的食物多为黏性强、含糖量高的软质食品,易发酵产酸。除了糖果,各种蛋糕、面包、饼干等也是容易使牙齿发生龋坏的食物。比起一次性吃很多甜食,孩子更喜欢一会儿吃一点,一会儿再吃一点,这样无意中延长了口腔细菌产酸破坏牙齿的时间。

从儿童生活、生理上看

儿童睡眠时间长,而睡眠时口腔处于静止状态,唾液分泌量减少,有利于细菌繁殖。唾液有促进牙釉质矿化的作用,也就是说可以让牙齿的"盔甲"更坚硬,抵抗外界腐蚀,并且有清洁牙齿表面的作用。当睡觉时,唾液的分泌量会显著减少,细菌大量繁殖产酸,龋坏就不知不觉地发生了。

## 46 乳牙出现龋齿要补吗？

要补！

有些人虽然看到自己孩子的牙齿出现了牙洞，但若不痛，就不带孩子去医院治疗。一部分家长认为，孩子的牙齿不痛，若到医院补牙，会引起孩子不必要的疼痛、恐惧和苦恼；另一部分家长认为，反正乳牙要更换，不用治，大不了拔掉，以后还会长的。这些想法是错误的。

乳牙的牙质薄、钙化差，一旦遭到破坏，发展速度非常快，当孩子感到痛时，说明已发展成牙髓炎，炎症已波及牙神经。因此，爸爸妈妈们千万不要认为乳牙反正早晚要换，觉得乳牙出现龋齿没必要治疗，而应该在孩子乳牙出现"小洞洞"时，及时带孩子到口腔科检查治疗。如果不及时治疗，等到发展成牙髓炎再治，不但治疗程序复杂，儿童很难配合，而且后期效果差，还会给儿童的心理造成负担。例如，下乳前牙从 5~6 岁开始替换，而乳磨牙要到 11~12 岁才能换完。如果乳牙患了龋齿而不治疗，那么当发展成根尖炎后，还会影响到颌骨内乳牙下方恒牙胚的发育，造成恒牙发育不良甚至停止发育；如果在正常乳恒牙替换之前乳牙早失，会出现恒牙萌出位置不够，造成恒牙排列不齐，从而有可能影响孩子一生的口腔健康与美观。

乳牙出现龋齿要及时治疗，具体说来有以下原因。

(1)不利于进食。孩子从出生六七个月的时候开始长牙，到十一二岁的时候乳牙完全替换为恒牙。乳牙在口腔里陪伴孩子好几年，而这个时期正是儿童长身体的时候。如果没有一副健康的乳牙，孩子就不能好好吃饭，甚至孩子因牙痛不能吃东西，会影响孩子全身发育。

(2)不利于恒牙萌出。乳牙健康是恒牙顺利萌出的保证。如果乳牙坏得非常严重，会影响乳牙下面的恒牙胚的发育；乳牙过早脱落，后面的牙齿会向前移动,导致恒牙萌出的间隙不够,恒牙就可能错位萌出。由于乳牙过早缺失,其相应的恒牙就缺少必要的刺激,直接影响恒牙的正常发育。

(3)不利于颌骨发育。孩子的牙齿患有龋齿,就会不用该侧的牙咀嚼食物,而只使用另一侧的牙咀嚼食物,时间长了,就会影响孩子的颌骨发育,造成面部不对称,影响美观。

所以,一旦发现孩子牙齿有洞,爸爸妈妈应尽早带孩子到医院治疗,不可任其发展,造成不良后果。再次提醒,在孩子婴幼儿期就要给孩子养成每天正确刷牙的好习惯,定期带孩子到医院进行口腔检查,保护好孩子的乳牙。

## 47　如何预防龋齿?

龋齿有害,但可防可治。

预防龋齿是一件非常重要的儿童保健工作,其基本原则是针对发病因素,防治结合,既控制新龋发生,又要早发现、早治疗。防治龋齿需要政府有组织地开展口腔保健工作,定期在托儿所、幼儿园、小学和初中进行积极预防和早期治疗;同时加强妇幼保健和营养卫生工作,保证儿童身体和牙齿的健康,从而降低龋齿的发病率。

家长可从以下几个方面入手,预防孩子发生龋齿。

**减少或消除病原刺激物**

减少或消除菌斑、改变口腔环境、创造清洁条件是防龋的重要环节。最实际有效的办法是刷牙和漱口。应该加强教育,使儿童从小养成良好的口腔卫生习惯,学会正确刷牙的方法。

注意儿童的饮食习惯,按时增加各种辅食,多吃粗糙、硬质和含纤维质的食物。这类食物对牙面有摩擦洁净的作用,能减少食物残屑堆积。硬质食物需要充分咀嚼,既增强牙周组织,又能摩擦牙齿咬合面,还能使窝沟变浅,有利于减少窝沟龋。

**减少或控制饮食中的糖**

我国是以谷类为主食的国家,通过控制饮食中的碳水化合物来防龋是有困难的。近年来,糖制食品和各种饮料显著增多。家长应教育儿童养成少吃零食和糖果糕点的习惯,睡前不吃糖。儿童从幼儿期就应养成多吃蔬菜、水果,以及含钙、磷、维生素等丰富的食物的习惯;要尽可能吃些粗粮。

**增强牙齿的抗龋性**

通过氟化法增加牙齿中的氟,特别是改变釉质表面的结构,增强其抗龋性。近年来被认为效果较好的方法有:自来水氟化、学校饮水氟化、牙面涂氟、用含氟牙膏刷牙、用含氟溶液漱口等。

注意:任何氟化防龋方法,都只能用于水源无氟或低氟区,高氟区不能使用,有氟斑牙的儿童也不能使用。

## 48　氟可以预防龋齿吗?

答案是肯定的。

氟是人体必需的微量元素之一,主要通过饮用水或摄入食物经消化道进入体内。氟化物有促进牙齿再矿化的作用,增强抗龋力的关键是增加牙釉质表面的氟浓度,使氟离子能与牙釉质中的羟磷灰石发生反应取代磷灰石结晶的羟离子,而形成难溶于水的氟磷灰石,增强抗酸强力。

龋病的发生与黏附在牙面上的细菌有密切关系,一定浓度的氟化物可抑制致龋链球菌细胞内多糖的贮存。细胞内多糖是细菌的营养物质,它的缺乏会影响细菌的代谢、生长与繁殖。

## 49  预防龋齿如何控制牙菌斑?

去除牙齿表面的菌斑,保持良好的口腔卫生,是预防龋齿的关键。

**刷牙清除牙菌斑**

每天早、晚刷牙的好习惯不仅可以保持口腔卫生,还可以大大降低牙菌斑在牙齿表面附着。

**使用漱口水清除牙菌斑**

漱口清除牙菌斑是非常简单的清除牙菌斑的方法。使用漱口水可以减少牙菌斑在牙齿上附着,预防龋齿和牙周炎的发生。

**使用牙线清除牙菌斑**

刷牙只能清除牙齿表面附着的牙菌斑,牙齿之间的牙菌斑则需要通过牙线才可以得到有效清除。

**定期洗牙清除牙菌斑**

有的孩子不爱刷牙也不用牙线,会出现牙面有牙石软垢沉积、牙龈红肿出血的现象。家长带孩子定期进行口腔检查,遵医嘱洗牙,彻底清除附着在牙齿上的牙菌斑、牙石、牙垢,可以有效预防各种口腔疾病的发生。通常建议半年或一年洗一次牙。

## 50  孩子吃零食应注意什么?

**注意品种**

零食往往富含蔗糖,应减少进食含糖的零物,多食用对牙齿及身体有更有益的食物。

**注意时间**

零食最好在饭后吃,睡前千万不要吃零食。饭前吃零食会影响孩子的正常进餐。两餐之间最好不要吃零食,因为增加进食的频率也就增加了患龋齿的风险。

**注意适量**

孩子吃零食过多,会导致严重的乳牙龋齿。

**注意口腔清洁**

进食后饮水或漱口,早、晚刷牙是清洁口腔十分有效的方法。

## 51 控制饮食能够预防龋齿吗?

可以的。

下面这些食品与饮料建议少食用。

(1)碳酸饮料。碳酸饮料中含有磷酸,会减少牙釉质钙含量。

(2)糖类。少吃高糖食物,如各种蛋糕、巧克力、奶糖等,教育孩子不要吃零食尤其不要在临睡前吃东西。吃糖后应该漱口或刷牙,尽量减少糖在牙齿上停留的时间。糖类对龋病的发生起着决定性的作用。

下面这些食品可以多进食。

(1)含氟或其他矿物质的食物。氟进入组织后,能增强牙釉质(即牙冠最外一层,俗称珐琅质)的抗酸性能,起到防龋作用。含有氟化物的食物有牛奶、鸡肉、蛋、鲭鱼、胡萝卜、莴苣、薯类等,但补氟不宜过量,因为氟过量可引起氟斑牙,危及牙齿、骨关节和全身的健康。

(2)粗糙的食物。粗质食物有利于清洁牙齿表面。

(3)婴幼儿及患各种营养不良、慢性消耗性疾病的儿童,还应注意补充足够的蛋白质,脂肪,钙、磷等矿物质,维生素 A、维生素 B、维生素 C、维生素 D 等,而且要多吃新鲜水果,以提高抗龋病的能力。

## 52  婴幼儿预防龋齿吃什么好？

### 母乳

婴儿出生后建议母乳喂养，但应逐渐养成良好的习惯。家长多认为"母乳营养丰富，含糖量少""母乳喂养不会导致蛀牙"，其实，母乳和奶粉一样容易引发龋齿。有的孩子晚上临睡前要喝奶甚至含着乳头睡觉，夜里还要再喝一次奶。这种喂养习惯对牙齿的损害很大。入睡后，口腔吞咽、咀嚼活动停止，唾液分泌减少，清洁能力下降，而口腔内的温度、湿度正适合细菌生长。临睡前吃的东西、夜里喝的奶液停留在牙齿上，正好为细菌所利用，发酵产酸，整个牙齿处在酸液的腐蚀中，患龋危险大大增加。因此，家长需要控制母乳或奶粉喂养的时间及次数，并在幼儿长牙后逐渐用杯子替代奶瓶，尽早戒除幼儿夜间喝奶的习惯。

### 水果

水果含有丰富的果胶，这种物质可以有效地抑制细菌的生长。另外，水果中含有丰富的膳食纤维，在咀嚼过程中对牙面有摩擦和清洗作用，医学上称"自洁作用"，孩子在吃水果时，牙齿的咀嚼动作在将水果机械绞碎的同时，被绞碎的水果也会在牙齿的咀嚼过程中对牙齿起到机械擦洗作用，附着在牙齿表面的细菌很容易被清除。需要大力咀嚼的水果对于保护牙齿有着显著的作用。

### 新鲜蔬菜

蔬菜中含有大量的微量元素和维生素 C，这些元素有"抗龋营养素"的称号。蔬菜中所含的膳食纤维也同样具有摩擦牙齿、促进唾液分泌、清除牙齿表面细菌的作用，能够有效防止牙菌斑的产生，对于预防龋齿功不可没，同时还能促进颌骨发育。

## 53　如何改善牙齿结构,预防龋齿?

**从母亲怀孕期间做起**

母亲怀孕期间的健康和营养状况与孩子牙齿的形成和牙齿的质地好坏有着密切的关系。婴幼儿的乳牙从母亲怀孕第七周左右开始发育,先是形成乳牙胚,然后慢慢形成乳牙牙尖,再到乳牙的牙冠几乎全部形成,近乎贯穿怀孕的全程。在牙齿的发育阶段,营养缺乏可导致许多不可逆的改变,如牙齿钙化不全、釉质发育不全、错𬌗畸形、唇裂或腭裂、出生后易患龋病等。因此,孕妇合理补充营养对减少畸形、优生优育是极为重要的。

**从孩子出牙时做起**

要注意改变喂养习惯,培养孩子的卫生习惯。及时采取"以氟防龋"的方法,增强牙齿的硬度,改善牙齿的表面结构缺陷,增强牙齿的抵抗力。在低氟区,用含氟牙膏刷牙是预防龋齿的经济有效的方法。对不能用含氟牙膏刷牙的低龄儿童,可采用定期到医院涂氟或用含氟漱口液擦洗牙齿或漱口等方法达到防龋效果。注意使用氟不能过量,过量的氟会引起氟中毒,要避免孩子大量吞服含氟牙膏和含氟漱口液。

**从增强幼儿体质做起**

要随着幼儿生长需要,调整饮食成分。从 6 个月起添加米汤、菜泥、蛋黄等辅食,减少含糖食物的摄入,补充营养,增强幼儿体质。

## 54　什么是奶瓶性龋齿?

奶瓶性龋齿是因幼儿长时期含着奶嘴睡觉或睡前喝牛奶,加之睡着时唾液分泌较少,牙齿在酸性环境中浸泡一晚,久而久之造成牙齿脱钙,时间更久就产生,蛀牙呈黄褐色。奶瓶性龋齿尤其易发生在上门牙,表现为上颌门牙(即乳切牙)的唇侧面、邻面的大面积龋坏,牙齿患龋病后不能再恢复。由于乳牙的钙化程度低,患龋后病情进展迅速,破坏面积广,治疗效果差,所以积极预防非常重要。

奶瓶性龋齿的发生与以下几个因素有关。

(1)长期用奶瓶人工喂养,奶易附着于上颌门牙上。

(2)用奶瓶喂牛奶、糖水、果汁等易产酸发酵的食物。

(3)乳牙萌出不久,乳牙的牙质薄、矿化程度差,表面结构不成熟,抗龋力弱。

(4)人工喂养时,孩子的吸吮动作不如母乳喂养的孩子的吸吮动作活跃。

(5)有些孩子喜欢长时间含着奶嘴睡觉,入睡后唾液分泌减少或停止,吞咽功能减弱,易引起龋齿。

(6)夜晚口腔的自洁、稀释、中和作用减弱,发酵的碳水化合物便存留在口腔中,环绕在牙齿周围,容易发生龋齿。

## 55 奶瓶性龋齿有哪些不良影响及如何预防?

奶瓶性龋齿的患儿年龄小,龋坏进展迅速,离乳恒牙替换的时间往往较长,容易进展为牙髓炎引发疼痛,或者进展为牙根尖周炎引发脓肿,影响患儿的生活质量与恒牙的正常发育,容易形成特纳牙。因幼儿不易配合,拖延愈久愈难治疗,即使将来换成恒牙也非常容易蛀牙。严重的奶瓶性龋齿会引起牙齿疼痛,造成饮食困难,影响孩子生长发育、美观及发音,甚至造成将来牙列不整齐。

奶瓶性龋齿重在预防,要注意以下几点。

(1)正确使用奶瓶喂养。刚萌出的牙对龋病非常敏感,要保护好乳牙,必须知道正确使用奶瓶喂养的方法。戒除用奶瓶喝奶诱导入睡的习惯。孩子睡觉时如果必须使用奶瓶，只能用奶瓶喂白开水。

（2）不要将牛奶、果汁、糖水放入奶瓶。

（3）一周岁后停止使用奶瓶，训练幼儿用杯子喝奶，喝完奶后再喝少量白开水。

（4）养成孩子喝白开水的习惯，以稀释口内及牙间隙残留的奶汁，起到清洁口腔的作用。

（5）使用牙线清洁乳牙邻面，每天至少一次。

（6）孩子长出第一颗乳牙后，开始为孩子刷牙。最好是在饭后和睡觉前进行，每天至少两次。

（7）使用儿童牙膏。

（8）控制幼儿每次使用奶瓶的时间，一般限在 10～15 分钟，不让孩子喝着奶睡觉。

（9）从孩子长出第一颗乳牙开始，应每隔 3 个月就带孩子去医院检查一次牙齿。

（10）根据医生的建议，定期到医院涂氟制剂，以提高孩子乳牙的抗龋力。

## 56  什么叫低龄儿童龋？

有的孩子两三岁就患上龋齿。较早的龋患涉及上前牙、上第一乳磨牙、下第一乳磨牙、下尖牙，而下切牙常常不受影响。6 岁以下的儿童，口腔内有一个或一个以上牙位的龋损、补牙面或牙缺失（因龋所致），即为低龄儿童龋。

低龄儿童龋是一个重要的公众健康问题，鼓励口腔保健提供者及看护人采取预防措施以降低儿童发生低龄儿童龋的风险。主要预防措施如下。

(1)减少父母及兄弟姐妹口腔内变形链球菌(致龋菌)的水平,以减少致龋菌的传播。

(2)不要共用餐具,尽可能减少唾液交叉活动的发生,以减少致龋菌的传播,尤其是幽门螺旋杆菌的交叉感染。

(3)在幼儿口内第一颗乳牙萌出之前采取口腔保健措施。由父母帮助或辅助孩子每天刷牙两次,并选择软毛和刷头大小适合孩子年龄的牙刷。刷牙时,3 岁以下的儿童,应该使用"一薄层"或"米粒大小"量的含氟牙膏;3～6 岁的儿童,应该使用"豌豆粒大小"量的含氟牙膏。

(4)在口内第一颗乳牙萌出后的 6 个月内(不晚于 1 岁前),带孩子去口腔科检查,建立一份口腔健康档案,以评估幼儿患龋风险和对父母进行口腔健康宣教。

(5)避免高频食用含糖的液体或固体食物。特别是避免使用奶瓶或密封儿童杯进食含糖饮料(例如果汁、饮料、牛奶和糖水)。幼儿不应含着装有牛奶或含糖液体的奶瓶的奶嘴入睡。幼儿口内第一颗乳牙开始萌出时,或开始添加辅食时,应该停止不定时的母乳喂养。父母应该使幼儿在 1 岁后开始使用水杯进食液体,使幼儿在 12～18 个月的时间里逐渐戒除使用奶瓶进食。

(6)与口腔医生共同合作,确保婴幼儿有机会进行口腔检查、健康咨询和采取预防措施。

## 57 龋齿有无治疗的最佳时间?

一句话,越早越好。

龋齿不会自愈,只会"越烂越大",若发现了小洞应及早就诊。

龋洞发展的最终结果是牙齿丧失。龋齿发展可出现牙痛,继发牙髓炎和根尖周炎,甚至引起牙槽骨和颌骨炎症,如婴幼儿骨髓炎,后果十分严重。龋齿早期的治疗方法是充填。浅龋充填效果最好。中龋和深龋的治疗,则是在去净龋坏组织以后再填充,有时洞底已接近牙髓,就需要在洞底加一层护髓剂。有时深龋在去净龋坏组织以后牙髓就暴露了,就需要先进行牙髓治疗,然后才能填充。恒牙伴随人一生。尤其是六龄齿,要与之相伴到老。由于父母不重视,在换牙结束阶段,一些孩子的六龄齿的牙冠已经消失殆尽,口腔里的咀嚼主力军基本缺失。所以,发现龋齿就要立马治疗。

## 58　什么是六龄齿?

儿童到了6周岁,在乳牙列的最后面,即在第二乳磨牙的后面,直接萌出的第一恒磨牙,称六龄齿。在胚胎3~4个月第一恒磨牙牙胚开始形成,在出生时开始钙化,2~3岁牙冠钙化完成,6~7岁萌出于口腔内,上、下、左、右各一颗,因其在6岁左右萌出,故习惯称为六龄齿。

六龄齿是萌出最早的恒牙,是陪伴人一生的牙齿,在口腔中起着非常重要的作用。它在恒牙列中是最强壮、牙冠最大、牙尖最多、咀嚼面积最宽的牙齿,因其牙根分叉角度大而特别结实,其承担的咬合力和咀嚼功能比其他恒牙大。六龄齿位于整个牙弓的中部,成为牙弓的主要支柱,对于保持上下颌牙齿正常的排列、维持正确的咬合关系以及保证颌面部的正常发育都具有重要的意义。

六龄齿因萌出得早且萌出时乳牙还没有脱落,所以它的悄悄萌出易被家长误认为是还要被替换的乳牙,因而它的龋坏常被忽视,未能及时得到治疗,等到出现疼痛时已被破坏得很严重,甚至不得不拔除,成为永久性缺牙,造成终身遗憾。六龄齿对其他恒牙的萌出和排列有定位作用,一旦过早缺失不但会导致儿童的咀嚼力下降,还会引起邻近牙齿移位、倾斜,诱发咬合紊乱,妨碍儿童面部正常发育。为避免这些情况的发生,建议定期带孩子到医院检查牙齿,及时诊治。

## 59  为什么要保护六龄齿?

六龄齿对孩子的特别意义有三点。首先它是最早萌出的恒牙,具有超强的咀嚼功能和咬合力。其次,它对孩子其他恒牙的萌出和排列有定位作用。最后,它对上下颌骨及面部的正常发育有重要的影响。

早期重点保护六龄齿的理由有以下几点。

第一恒磨牙萌出得早,刚萌出时矿化程度差,牙𬌗面未经磨耗窝沟较深,易堆积食物残渣和形成菌斑。小孩喜食甜食,保持口腔卫生的意识及能力较差,使得六龄齿的咬合面的窝沟成为龋齿的好发部位,所以要预防在先,趁牙萌出后龋损尚未发生时,到医院采取预防措施。

要特别告知的是,六龄齿发生龋齿的概率较其他牙齿的大,六龄齿一旦龋坏,疼痛感较强,不仅会影响食欲、咀嚼功能和消化功能,还会对儿童生长发育产生不利影响。龋齿不及时治疗,会继发牙髓炎、齿槽脓肿、颌骨骨髓炎等,严重的还会诱发风湿性关节炎、心脏病、肾炎、心内膜炎等全身性疾病。

## 60  如何保护六龄齿?

保护六龄齿最有效的方法就是进行窝沟封闭。应到医院请医生给牙齿的窝、沟、点隙处涂布防龋涂料,对易患龋的窝沟封闭起到屏障作用,防止菌斑和食物残渣在窝沟内堆积,预防窝沟龋的发生(图2)。

　　家长应经常观察儿童口腔内的情况,一旦发现龋齿或异常,应及早就诊治疗。有的家长误将六龄齿当乳牙,以为迟早要换而不积极治疗,待医生发现时,已悔之晚矣。

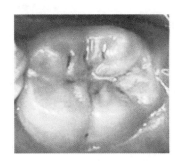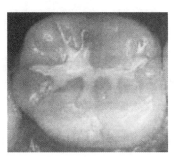

图2　窝沟封闭

## 61　什么是窝沟封闭?

　　窝沟封闭是指在不损伤牙体组织的前提下,将窝沟封闭材料涂布于牙冠咬合面及颊舌面的窝沟、点隙,当它流入并渗透窝沟后固化变硬,形成一层保护性的屏障覆盖在窝沟上,从而阻止致龋菌及酸性代谢产物对牙体的侵蚀,以达到预防窝沟龋的方法。窝沟封闭是一种无痛、无创伤的方法,该技术的使用,在国际上已有50多年的历史。

　　窝沟封闭使用的封闭材料称为窝沟封闭剂,其固化后与沟壁紧密黏合,并具有一定的抗咀嚼压力,对进食无碍,并且窝沟封闭剂固化后无毒,对人体无害,一般可以长期保留。建议做完窝沟封闭3～6个月内复查一次,以后每年做口腔常规检查时,应同时检查封闭的牙齿,及时发现有无封闭剂脱落的情况,以便及时处理。

　　窝沟封闭预防窝沟龋的原理是用高分子材料把牙齿的窝沟填平,使牙面变得光滑易清洁,一方面,窝沟封闭后,窝沟内原有的细菌断绝了营养的来源,逐渐死亡;另一方面,外面的致龋细菌不能再进入,从而达到预防窝沟龋的目的。

## 62 什么情况下可以做窝沟封闭?

是否需要做窝沟封闭涉及很多因素,其中最重要的是牙齿窝沟的外形。窝沟封闭的适应证如下。

(1)深窝沟。特别是可以卡住探针的疑似龋坏。

(2)患者其他牙齿,特别是对侧同名牙患龋或有患龋倾向。

窝沟封闭的最佳时机是牙齿完全萌出尚未发生龋坏时。

(1)儿童牙齿萌出后达到咬合平面即可进行窝沟封闭,一般在萌出 4 年之内。

(2)儿童乳磨牙窝沟封闭的时间以 3~4 岁比较合适,此时乳磨牙已萌出到位,配合也较好一些。六龄齿的封闭时间一般选择在 6~7 岁,7 岁左右是六龄齿开始发生龋齿的年龄;双尖牙和第二恒磨牙窝沟封闭多选择在 12~13 岁时进行。

(3)对口腔卫生不良的残疾儿童,虽然年龄较大或牙齿萌出口腔时间较久,但仍可考虑放宽窝沟封闭的年龄。

不能行窝沟封闭的情况如下。

(1)已经患龋或是已经充填的牙齿。

(2)牙齿尚未完全萌出,部分咬合面被牙龈覆盖。

(3)咬合面无深的窝沟点隙,自洁作用好。

(4)儿童不合作,不能配合正常操作。

## 63 已经患龋齿的牙能做窝沟封闭吗？

窝沟封闭是用来预防龋齿的，如果孩子出现了龋齿，是不能再做窝沟封闭的。出现龋齿后要及时地带孩子去医院进行检查，并做牙齿充填处理，以免龋齿更加严重，影响其他牙齿的生长。

## 64 窝沟封闭能完全预防龋齿发生吗？

只要做了窝沟封闭，儿童就不会出现龋齿，这是一种认识上的误区。窝沟封闭是通过填平牙咬合面的深窝沟，使之易清洁，从而预防咬合面龋损。窝沟封闭只是保护儿童牙齿的咬合面深窝沟不出问题，对于没有做封闭的两侧牙体、光滑面及邻面没有影响，尤其是对两颗牙齿间难以清洁的牙缝无法起到保护作用。如果无法解决口腔环境长期过"酸"的问题，仍会形成龋齿。

窝沟封闭是儿童预防蛀牙的好办法，但不是万无一失的办法。窝沟封闭后，窝沟封闭剂有一定的脱落率，在操作过程中有的孩子可能会因口水较多，而使得涂层不牢固、易脱落；窝沟封闭剂本身也会随着牙齿磨耗而磨耗，有脱落的风险，所以做了窝沟封闭后，需要定期（3 ~ 6 个月）带孩子去医院进行检查，观察窝沟封闭是否引起不适以及观察封闭效果，如果一次封闭不好可能还需修补或重做。家长应经常观察孩子的牙齿，发现问题及时就诊，做到防患于未然。

要杜绝蛀牙，还需从改善口腔环境入手。

## 65　什么是乳牙的金属预成冠修复？

儿童乳牙金属预成冠是一个预先成型的、与牙齿非常贴合的不锈钢金属牙冠(图3)，套在乳牙上可以保护牙齿并加强牙齿的强度，能够确保乳牙正常健康地被恒牙替换。用金属冠可恢复乳磨牙的外形和咀嚼功能，恢复患牙正常咬合关系，防止充填物的脱落、继发龋的产生和牙体组织的折裂，能有效保护缺损较大的乳磨牙至换牙期，保证继承恒牙顺利萌出，减少恒牙列错𬌗畸形的发病并促进后期颌面部的正常发育。

对于乳磨牙龋损，临床传统采用玻璃离子及光固化树脂充填。由于乳牙体积小、牙冠短、牙体硬组织薄、洞型制备深度有限等问题，其固位形及抗力形较差，充填物易脱落，最终导致治疗失败。故对于破坏严重的乳牙治疗结束后，建议进行金属预成冠修复。

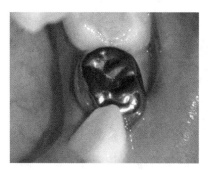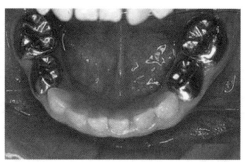

图3　金属预成冠

预成冠可有效恢复其邻接关系，保护乳牙(防止牙齿劈裂，很好地恢复牙齿的形态和功能，防止牙齿再次出现龋齿)。由于预成冠的牙体预备所去除的组织较少，易恢复解剖外形、近远中径及其功能，操作比较简单，能有效解决玻璃离子、树脂类材料修复过程中所遇到的隔湿、继发龋及脱落等问题，可减少患儿后续就诊次数，延长牙齿存留的时间(直至其继承恒牙萌出,也就是延长了乳牙的使用寿命),所以可改善患儿的口腔修复质量。

预成冠也存在一些缺点,如颈部边缘密合问题,如果不能很好地与牙体组织贴合,会造成食物嵌塞,导致牙龈炎;预成冠较薄、易磨损,压迫牙龈;当剩余乳牙牙体组织高度不够时,预成冠容易脱落。

## 66 乳牙也需要做根管治疗吗?

答案是需要。

对乳牙实施的根管治疗称为乳牙根管治疗术,是通过根管预备和药物消毒去除感染物质对根尖周组织的不良刺激,并用可吸收的充填材料充填根管,达到促进根尖周病愈合的方法,是治疗乳牙牙髓病及根尖周病的有效方法。

## 67 儿童进行乳牙根管治疗时家长应如何配合?

乳牙根管治疗术的基本操作方法与恒牙根管治疗术大体相同,治疗操作时家长应了解以下知识并协助配合。

(1)术前拍 X 线片,了解根尖周病变和牙根吸收情况。

(2)预备根管时应测量根管长度,以防器械超出根尖孔,将感染物质推出根尖孔或损伤恒牙胚。

(3)乳牙的替换中,由于乳牙根的生理吸收,继承恒牙方可萌出于正常位置上,因此乳牙的根管充填材料需采用可吸收的、不影响乳恒牙交替的糊剂。

(4)不宜对乳磨牙牙龈瘘管进行深搔刮术。为避免损伤乳磨牙根分歧下方的继承恒牙胚,引发乳磨牙根尖周病(包括根分歧部位的根周组织炎症等),可通过根管治疗消除炎症,达到治愈瘘管的目的。

(5)术后应拍 X 片观察根管填充是否到位、合适。

## 68　什么是年轻恒牙?

牙齿与其他身体组织器官一样,也要经历一个发生、发展、成熟的过程。刚刚在口腔内萌出的恒牙在形态、结构上尚未完全成熟,因此又称年轻恒牙。前恒牙从萌出至牙根发育完成需要 2~3 年,而后恒牙需要 3~5 年。其在临床治疗中不同于发育完成的恒牙。年轻恒牙牙釉质较薄,且钙化程度低,因此龋坏发展速度较快,常常几个月工夫就会由小洞变成大洞;若龋洞侵犯到牙髓,就会造成牙根发育停滞,影响年轻恒牙的成熟与功能,带来年轻恒牙过早脱落的风险。因此,家长要关注孩子乳恒牙替换的情况,在做好日常口腔保健的同时,定期去儿童口腔专科检查,酌情进行窝沟封闭、涂氟等,保护好孩子口中的年轻恒牙。

年轻恒牙有以下特点。

(1)年轻恒牙萌出不久,磨耗少,形态清晰,牙的自洁性比成人差。

(2)年轻恒牙牙根短,牙破龈萌出时牙根长度为最终牙根长度的 2/3,萌出后牙根要继续发育,约 3~5 年才能完全形成,根尖孔才会缩小。

(3)年轻恒牙髓腔相对宽大,髓角高,根管粗大,牙髓组织比成人恒牙疏松,血管丰富,生命力旺盛,因此牙髓的抗病能力及修复功能比较强,有利于控制感染和消除炎症。正是由于其抵抗力强,导致炎症被局限而呈慢性发展过程;牙髓组织疏松,根尖孔大,血运丰富,可以减少感染,一旦发生感染,又会加速感染扩散。

## 69 什么是牙外伤?

牙外伤是指牙受到各种机械外力作用而发生的牙周组织、牙髓组织和牙体硬组织的急剧损伤。因为儿童正处于生理和心理发育的重要阶段,较成人更易发生牙外伤,尤其是前牙外伤。

牙外伤多为急诊,就诊时应首先注意患者的全身情况,查明有无身体其他部位的骨折和颅脑损伤等重大问题,如有危及生命的情况应立即组织抢救。牙齿外伤也常伴有牙龈撕裂和牙槽突的折断,均应及时诊断、处理。

## 70 牙外伤的好发年龄为几岁?

儿童发生牙外伤的概率比较大,这是因为儿童活泼、好动。乳牙牙外伤好发于 1 ~ 2 岁,这时孩子处于学步阶段,好动易摔倒。年轻恒牙牙外伤好发于 7 ~ 9 岁,儿童在剧烈运动和玩闹时常发生碰撞、跌倒,故时有牙齿外伤发生,尤其是前牙外伤。牙齿受到创伤后可引起牙不同部位的折断。

## 71 牙外伤可分为哪几类?

根据牙主要损伤的部位,牙外伤可分为牙震荡、牙折、牙脱位和牙脱出几种类型。临床常见几种损伤同时发生。

牙震荡

牙震荡是牙周膜的轻度损伤,又称牙挫伤或外伤性根周膜炎。牙齿犹如受到一场微小的地震,外观上并无改变,不松动,无移位。由于牙周组织充血甚至淤血,牙齿可有轻微酸痛感,垂直向或水平向叩痛,可能对冷刺激有一过性敏感症状。X 线片表现正常。

**牙折**

牙折又分为不全冠折、冠折、根折和冠根折。

(1)不全冠折:牙面釉质不全折断,牙体组织无缺损,又称为纹裂。患者可无任何症状或有对冷刺激一过性敏感的症状。

(2)冠折:有冠折未露髓和冠折露髓两种情况。前者仅限于冠部釉质或釉质和牙本质折断,多见于上中切牙切角或切缘水平折断,偶见折断面涉及大部分唇面或舌面。牙本质折断者可出现牙齿敏感症状,有时可见近髓处透红、敏感。后者在折断面上有微小或明显露髓孔,探诊和冷热刺激时敏感。如未及时处理,露髓处可出现增生的牙髓组织或发生牙髓炎。

(3)根折:根折的部位不同,表现的松动度和叩痛不一;根折发生在根尖 1/3 处,无扣痛或有轻度叩痛,有轻度松动或不松动;如果中 1/3 或近龈 1/3 根折,则叩痛明显,叩诊浊音,2 度~3 度松动。患牙做正中或前伸咬合时,用手指放唇侧龈可扪及异常的松动度,有时可见患牙轻微变长。牙髓活力测定结果不一。X 线片可见牙根不同部位有 X 线透射的折断线。如果颊舌面折断部位不在同一水平面上(斜行根折)或根部不只一处折断时,X 线片上可显示不只一条折断线。诊断主要依靠 X 线片表现。

(4)冠根折:表现为折断线累及牙冠和根部,均与口腔相通,牙髓往往暴露。患牙活动度大,触痛明显。

**牙脱位**

牙脱位时,部分牙周膜撕裂,血管神经断裂,外伤牙的相应部分与牙槽骨脱离,并常有部分牙槽骨骨折。临床有三种脱位情况。

(1)嵌入性脱位。患牙牙冠明显短于正常邻牙,嵌入牙槽窝中,有牙槽骨壁的折断。

(2)脱出性脱位。患牙松动度 3 度,较邻牙长出,有时 2 个或 3 个牙齿同时发生。

（3）侧向脱位。患牙向唇、舌或远中方向移位，常伴有牙槽窝侧壁的折断和牙龈裂伤。

（4）牙全脱位。患牙从牙槽窝中脱出，常见患者手拿牙齿就诊，有些患者则将患牙遗弃，而这些情况对于治疗都极为不利。脱出的恒牙如果进行适当的紧急处理，是有可能存活的。患者在外伤后应找到牙齿，捡起（手捏牙齿冠部，不要捏牙根部），如果牙齿已污染，可将其用冷的流动水冲洗 10 秒，放回牙齿原来的位置。立即前往口腔专科寻求急诊处理。

## 72　牙外伤治疗的原则是什么？

### 牙震荡伤

治疗原则：当患牙有早接触时，应少量调整咬合。定期观察，如果恢复正常则不做进一步的处理，一旦确定牙髓坏死，则可做根管治疗。

### 牙折

（1）不全冠折。治疗原则：对于无症状者可不予处理。对于严重的釉面裂纹者最好涂以无刺激性的保护涂料或复合树脂黏合剂。对于少量的釉面裂纹可调整减少咬合接触。

（2）冠折。治疗原则：对于少量釉质折断但无症状者，调磨锐利边缘，追踪观察牙髓情况。对于少量釉质、牙本质折断者，断面用对牙髓刺激小的玻璃离子水门汀覆盖，6 ~ 8 周后若无症状，用复合树脂修复。对于牙本质折断近髓者，应给予年轻恒牙间接盖髓，6 ~ 8 周后（或待根尖形成后）用复合树脂或嵌体修复。对于冠折露髓者，年轻恒牙应予直接盖髓或活髓切断术，待根尖形成后再做根管治疗或直接做牙冠修复；成年人可做根管治疗后修复牙冠。冠折后的治疗效果见图 4。

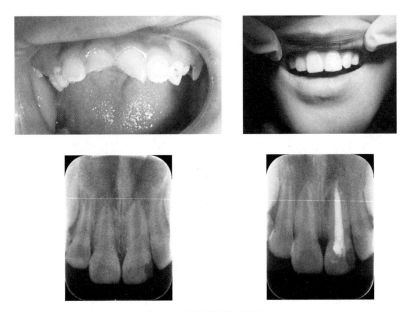

图4 冠折后的治疗效果

（3）根折。治疗原则：测定并记录牙髓活动情况。对于活力尚存的患牙应定期复查。若日后发生牙髓坏死，再做根管治疗。对于根尖1/3处根折的患牙，如牙髓状况良好，可调𬌗后观察。对于其余部位的根折，如未与龈沟相通者可立即复位、固定。一般固定时间为3个月。对于折断线与口腔相通者，一般应拔除。如残留断根有一定长度，可摘除断端冠，做根管治疗，然后做龈切除术或冠延长术，或用正畸方法牵引牙根，再以桩核冠修复。

（4）冠根折。治疗原则：多数患牙需要被拔除。少数情况下，折断线距龈缘近或剩余牙根长，则可摘除断冠做根管治疗后行冠延长术，或用正畸方法牵引牙根后，做桩核冠修复。

牙脱位

治疗原则：测定并记录牙髓活力情况，定期观察，发生牙髓坏死后，行根管治疗。对于嵌入性脱位，不必强行拉出年轻恒牙，日后其可自行萌出。

牙脱出

治疗原则:尽快做再植术,最好在脱位后 2 小时内再植。

## 73　牙外伤经治疗后还要复诊吗?

牙齿外伤在进行相应的治疗处理后,仍需定期到医院复诊。因为牙齿在受到外力撞击后,可影响到牙齿的牙髓组织和牙周组织,而有的影响可能在几个月甚至几年后才会出现,所以建议对于受到外伤的牙齿应长期观察,定期复查。

牙齿被碰撞或移位后,在复位结扎固定的同时,牙髓组织会有不同程度的损伤。牙髓充血一般是可以恢复的,但如出现牙髓出血、根尖部的血管断裂,远期可引起牙冠变色、牙髓坏死、牙髓钙化、根尖炎症等情况,还可能引起牙根的内吸收或外吸收。因此要定期检查牙齿的颜色、牙髓活力、松动度等,并通过 X 线片检查牙齿髓腔、牙周膜、根尖组织的情况。一旦出现牙冠变色、牙龈瘘管、牙齿松动等情况时,要及时进行根管治疗,一般需观察一年以上才能得出牙髓状况是否正常的结论。牙齿外伤折断露髓后,对于牙根尚未形成的新萌出的恒牙,露髓孔小的可直接盖髓,露髓孔直径超过 1mm 者,可行活髓切断术或根尖诱导成形术。术后要定期密切观察直接盖髓的牙髓活力是否正常,牙根是否继续发育,根尖诱导成形术的药物是否被吸收,牙根是否继续生长。

完全脱出的牙齿再植后,要观察牙根与牙槽骨之间的愈合情况,是否存在牙根吸收或牙根固连,即牙根与牙槽骨骨性融合。

无论何种牙外伤,患者都应及时去医院口腔科就诊和定期复查,复查时间为 2 周、1 个月、3 个月、半年、1 年、2 年,根据具体情况及时给予完善的治疗,以期获得最佳的治疗效果。

## 74 什么是根尖诱导成形术?

根尖诱导成形术是指在牙根未完全形成之前,对于发生牙髓严重病变或尖周炎症的年轻恒牙,在控制感染的基础上,用药物及手术方法保存根尖部的牙髓,使根尖部沉积硬组织,促使牙根继续发育和根尖形成的治疗方法(图5)。

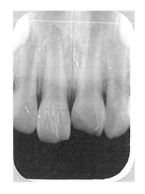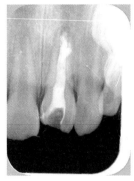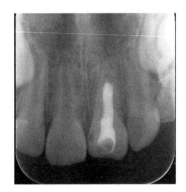

图5　根尖诱导成形术

龋病、外伤和牙齿畸形等原因引起牙髓感染,使得年轻恒牙牙根发育终止。龋齿是最常见导致牙髓感染和根尖周病变的原因,目前随着龋齿预防工作的开展,龋源性疾病发病率有望得到控制。

## 75 根尖诱导成形术适用于什么情况?

根尖诱导成形术主要适用于以下情况。

(1)牙髓病已波及根髓,而不能保留或不能全部保留根髓的年轻恒牙。

(2)牙髓全部坏死或并发根尖周炎症的年轻恒牙。

适应证的范围并非仅限于牙髓坏死并发根尖周炎症,牙根停止发育的患牙、根端残留生活牙髓、牙乳头尚未损害的患牙同样适用。其中,并发根尖周炎的患牙治疗难度较大。对以往认为根尖感染不能诱导根尖发育的病例,目前可以采用诱导牙髓血管再生的办法促使牙根继续发育。

## 76  牙髓可以再生吗?

可以。

牙髓再生法通过对感染坏死的年轻恒牙用三联抗生素糊剂进行彻底消毒,以刺激根尖周组织形成血凝块作为基质充盈根管,严密封闭根冠,促使年轻恒牙的牙根管腔内新生组织再生,而新生组织有助于牙根长度的增加、管壁的增厚和根尖的闭合,从而达到最接近正常牙根发育的效果。

## 77  运动时如何预防牙外伤?

牙外伤是体育运动训练中颌面部损伤最常见的类型。儿童进行高速度、高风险运动(如打球、玩轮滑、跳舞等)时因碰撞发生牙外伤的情况时有发生,给孩子带来伤害和痛苦。

如何在运动中保护好孩子的牙齿,越来越为爱好体育的孩子的家长所重视。保护方法有三种:一是加强在运动中的自我保护意识。二是家长要在一旁守护。三是佩戴保护器具。从口腔专业的角度建议:给孩子戴上由口腔医生制作的运动防护牙托很有必要,它可以大大降低运动性牙外伤发生的风险,也可防止唇舌软组织因牙齿的尖锐而受伤,防止颌骨骨折的发生(图6)。

进行冰球、拳击这些运动时需要戴防护头盔、防护牙托。进行大部分高风险、高对抗的运动项目,如足球、篮球、轮滑等,只需佩戴运动防护牙托即可。家长对牙托比较陌生。运动防护牙托最早出现于二十世纪五六十年代,可以缓冲较强的外力,对预防运动导致的牙齿外伤能起到重要作用。很多体育运动爱好者并不知道如何选择运动防护牙托,应咨询口腔科医生,配制一个适合自己的运动防护牙托。

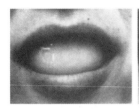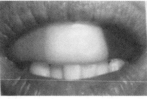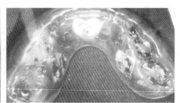

图 6 防护牙托

## 78 什么叫牙齿全脱出?

牙齿全脱出是指整个牙齿完全脱出牙槽窝。当保持牙齿于牙槽窝中的所有纤维被撕裂时,牙齿将从牙槽窝中脱出,也称全脱位。这是最严重的一种牙齿损伤,造成牙周膜韧带撕裂、牙骨质损伤、牙髓组织丧失血供。恒牙全脱出常见于单个年轻恒牙。

牙齿全脱出,不论是乳牙还是恒牙,以门牙多见,常见于爱活动的、运动能力强的儿童、青少年,以及常进行篮球、足球、曲棍球、自行车、滑冰等接触性运动和极限运动者。

## 79 牙外伤完全脱出后怎么办?

很多家长以为脱出身体后的牙齿就没有用了,而将牙齿遗弃,其实只要处理得当、就诊及时,这样的牙齿是可以再植的。

　　牙齿完全脱出后家长需要做的是：立即将牙放入原位，如果牙齿已落地污染，应用生理盐水或无菌水冲洗，方法是捏住牙齿的冠部，用水轻轻冲洗，然后放入原位，注意不要擦洗牙齿的根部。如不能立即复位，可将患牙放置于患者的舌下，或将其放入冰牛奶、盐水、唾液等环境中保存（图7）。冰牛奶是最好的选择，也较易获得，可将牙齿泡在牛奶中，然后再将盛牛奶的杯子置于冰上或装有冰块的容器中。如果不能马上获得牛奶，也可将牙齿放在生理盐水里。自来水或纯净水保存效果较差。注意千万不要干燥保存，比如拿卫生纸包着或者装在保鲜袋里。应尽快就诊。

　　完全脱位牙在半小时内进行再植，90%患牙可避免牙根吸收。超过30分钟，脱出牙根面上剩余的牙周膜组织就开始变性，降低了再植成功的可能性。6个小时以后再植成功率就很低了。恒牙完全脱出的最好结果就是成功地将脱出牙重新植入自身牙槽窝，牙周膜纤维愈合。

　　对完全牙脱位，还应根据患者的年龄、离体时间的长短，做出具体的处理方案。

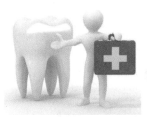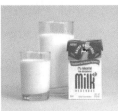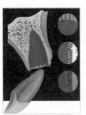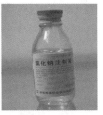

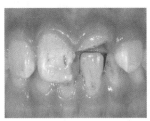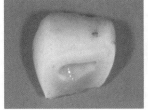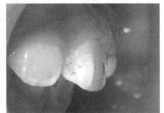

图7　牙齿完全脱出及处理

（1）根尖发育完成的脱位牙：若就诊迅速或复位及时，应在术后 2 周内再做根管治疗术。对于脱位在 2 小时后就诊者，牙髓和牙周膜内细胞已坏死，不可能期望牙周膜重建，因而只能在体外完成根管治疗术，并经根面和牙槽窝刮治后，将患牙植入固定。

（2）年轻恒牙完全脱位：若就诊迅速或自行复位及时，牙髓能继续生存，不要贸然拔髓，一般情况下疗效是好的。若就诊不及时或拖延复位时间，则只能在体外完成根管治疗术，搔刮牙槽窝和根面后再植，预后欠佳。

## 80 牙齿折断后能粘上吗？

牙齿折断的病例越来越多。越来越丰富的食物品种考验着牙齿，若进食过快，咀嚼不慎，很有可能对牙齿造成不同程度的伤害。牙齿折裂就是其中之一。牙齿咀嚼时发生的折裂，多在后牙。一些交通事故也是造成牙齿折裂的主要原因。不同的是外伤造成的牙折断多在前牙。检查发生折裂的牙齿时，可发现折裂线，一侧的折裂片可有不同程度的松动，轻微的力量亦可使折裂片分离，引起疼痛，牙齿有伸长感，患者往往不能咬合，影响进食。

牙齿折裂了就真的无可救药了？能不能像砌砖那样，用一些胶水将折裂的牙齿粘上呢？若牙齿只是部分折裂，累及的范围较小，牙根的一些重要结构没有遭到破坏，如后牙的根分叉和髓室底未被波及，在一定程度上是可以的。

断冠粘接是儿童的一种过渡性修复，如果患儿折断的牙冠完整，请家长不要丢弃，将折断的牙齿保存在湿润的环境中尽快就诊，医生会根据患牙具体情况合理进行处理。

## 81 什么是咬合诱导？

咬合诱导是在牙齿发育时期，引导牙齿沿咬合的正常生理位置生长发育的方法。

婴幼儿从 6 个月左右第一颗乳牙萌出，到 12 岁左右乳恒牙替换完毕，逐渐建立正常咬合，这是一个漫长的过程。在这一时期，牙齿和颜面部都处在不断的变化中，牙齿能否排列到正常的解剖位置，常常受多种因素的影响和干扰。能够及时发现并及时阻止不利因素对牙齿及颜面的影响，且早期引导牙齿恢复到正常位置的方法，总称为咬合诱导。

还有专家认为，咬合诱导有广义和狭义之分。

广义的咬合诱导指保护牙齿，使其发育正常的一切措施和方法，包括龋齿的充填修复，残冠的修复，牙髓病、根尖周病的治疗以及乳牙早失后的间隙保持等，这都是咬合诱导的手段。

狭义的咬合诱导是指对牙齿萌出方向异常的矫治，小儿口腔不良习惯及反殆的矫治，上、下颌骨发育不良或不协调导致的下颌后缩及上颌前突的早期矫治等，通过各种治疗措施阻止错殆畸形的发生。

## 82 什么是乳牙列和恒牙列？

全部由乳牙组成的牙列叫乳牙列。孩子出生时，口腔内没有牙齿，出生后约 6 个月，下颌中切牙开始萌出，直到 2 岁半左右乳牙全部萌出。因此，婴幼儿时期是乳牙开始萌出至乳牙列形成的时期，即无牙殆→乳牙开始萌出（6 个月左右）→乳牙列完成（2 岁半左右）。出生后一年内（1.5～11 个月）所有乳牙釉质矿化完成，出生后两年内（6～24 个月）所有乳牙萌出。完整的上颌和下颌牙列各含 10 颗牙。乳牙列较恒牙列短小，故其牙列宽度与长度的比例大于恒牙列,形态更近似于半圆形。

全部由恒牙组成的牙列叫恒牙列。人类 6 岁左右乳牙开始逐渐脱落,第一磨牙首先长出,大部分恒牙在 14 岁左右出齐。完整的上颌和下颌牙列各含 14～16 颗牙。由于上颌切牙较宽,尖牙至前磨牙段的曲度较大,而下颌切牙较窄,前磨牙向舌侧倾斜程度大于上颌牙,故尖牙和前磨牙段的曲度较小,使得恒牙列的上颌牙列较下颌牙列略显窄长。

## 83　什么是混合牙列?

从萌出时间和次序来看,一般从 6 岁到 12 岁,口腔内乳牙逐渐脱落、恒牙相继萌出,此时口腔内既有乳牙,又有恒牙,这种乳牙、恒牙混合排列于牙弓上的情况称为混合牙列。

## 84　造成咬合发育紊乱的因素有哪些?

儿童吃奶姿势不正确、牙齿龋坏、牙齿发育异常、牙齿排列异常、口腔不良习惯(例如伸舌、抿嘴唇、咬嘴唇)等因素均可造成咬合发育紊乱。

## 85　口腔不良习惯有哪些?

(1)吮指:会造成上前牙前突、前牙深覆盖。

(2)吐舌:牙齿咬合接触关系异常,前牙开𬌗。

(3)咬唇:咬下唇使上前牙唇向移动、下前牙舌向移动;咬上唇使上前牙舌向移动、下前牙唇向移动。

(4)口呼吸:会造成牙弓狭窄、上前牙前突、开唇露齿。

（5）夜磨牙：会造成深覆𬌗。

（6）偏侧咀嚼：会造成面部发育不对称。

以上不良习惯均会造成咬合发育紊乱。

## 86　龋齿对咬合发育有什么不良影响？

（1）龋齿造成咀嚼功能不足，致颌骨发育不良。

（2）乳牙龋坏，引发乳牙的牙髓、根尖周组织疾病，影响咀嚼功能，致咀嚼肌发育不良。

（3）乳牙因晚期龋病而早失，致乳牙移位，恒牙错位。

（4）第一恒磨牙龋坏会终身影响咀嚼，致咬合关系紊乱。

## 87　哪些牙齿发育异常对咬合发育有不良影响？

### 额外牙

额外牙又称多生牙，好发于上颌前牙区，不仅影响牙胚的正常发育方向，而且常常阻碍恒牙的正常萌出，造成邻牙的扭转、错位和牙列拥挤。

### 先天缺牙

个别牙的先天缺失常造成异常间隙以及前牙覆𬌗、覆盖的异常变化；多个牙缺失时，不仅影响牙排列和咬合关系，而且会引起颜面的异常变化。

### 牙齿畸形

融合牙、过大牙、过小牙都可以使牙弓周长的大小和𬌗关系异常，如前牙的畸形舌尖，可以因咬合时的过早接触，致使患牙唇侧错位。

### 乳牙滞留

乳牙根吸收不足，致使乳牙不及时脱落，恒牙错位萌出。

**牙齿固连**

这是牙骨质和牙槽骨的粘连。牙周间隙消失,进而阻止牙萌出,被粘连的牙齿表现为𬌗面下沉,低于邻牙𬌗面1～3mm,致使邻牙倾斜,对𬌗牙下降。

**第一恒磨牙异位萌出**

第一恒磨牙倾斜萌出,压迫第二乳磨牙远中根吸收,致使第二乳磨牙早失并且间隙丧失,第二前磨牙萌出困难或错位。有时下颌第一恒磨牙在舌侧异位萌出,造成磨牙错𬌗。

**正中间隙**

由于额外牙或粗大低位附着的唇系带等原因,中切牙间隙不能正常关闭。

## 88 儿童乳牙早失的原因有哪些?

儿童乳牙早失的原因有以下几点。

(1)乳牙因严重的龋病、牙髓病及根尖周病而拔除。

(2)恒牙异位萌出,乳牙根过早吸收脱落。

(3)牙齿因外伤脱落。

(4)先天性牙齿缺失。

## 89 什么是间隙保持器?

间隙保持器是指在儿童牙齿早失后,为了维持正常的生理间隙、防止邻牙向失牙部位倾斜和对𬌗牙伸长而制作的一种装置。它可以保持早失牙齿在牙列中的近、远、中和垂直间隙,有利于继承恒牙的正常萌出。乳牙早失后适时进行间隙管理,有利于恒牙在间隙充足的情况下顺利萌出。

最常用的间隙保持器有两种(图8),一种是丝圈式间隙保持器,一种是舌弓式间隙保持器。这两种间隙保持器都是固定式间隙保持器,需要通过粘接固定在间隙旁边的牙齿上。如果孩子多颗乳磨牙缺失或上前牙缺失,可使用活动式间隙保持器,既维持空间,又可以帮助孩子恢复咀嚼功能及减少语音障碍。但这种活动式的间隙保持器需要孩子的理解和配合。家长还需注意的是:孩子戴间隙保持器需常规3个月复诊;如果使用过程中出现保持器松动、脱落、变形或恰好挡住了继承恒牙的萌出,应及时复诊。

**间隙保持器的要求**

(1)能保持间隙的近、远、中距离,防止对殆牙过长,使继承恒牙顺利萌出。

(2)不妨碍牙齿萌出及牙槽骨高度的增长。

(3)不妨碍颌骨及牙弓的正常生长发育。

(4)恢复咀嚼及发音功能。

(5)维持正常的下颌运动和咬合关系。

(6)不引起邻牙龋坏或牙周黏膜组织疾病。

(7)不引起患儿口腔不良习惯和心理障碍。

(8)制作简单,容易调整、修理,不易变形。

(9)设计制作保持器应取得患儿及家长的理解和配合。

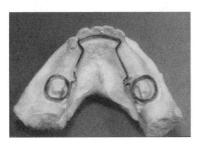 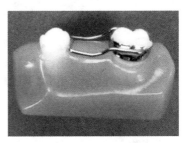

舌弓式间隙保持器　　　　丝圈式间隙保持器

图8　间隙保持器

## 90 什么是"地包天"？

在正常情况下，当牙齿咬合时，应该是上前牙盖过下前牙的外侧，若相反的话即下前牙咬在上前牙的外面，称为"反𬌗"，俗称"地包天"或"兜齿"。"地包天"是我国儿童中较为常见的一种错𬌗畸形。前牙反𬌗可有个别前牙反𬌗及多数前牙反𬌗。个别前牙反𬌗常常合并牙列拥挤。多数前牙反𬌗指的是三个以上的上𬌗前牙与对𬌗牙呈反𬌗关系，常常合并不同程度的下颌前突畸形。

"地包天"是一种下颌前突的发育畸形，对儿童的咀嚼功能和牙齿、颌骨的发育均有很大影响。一是影响人的脸部形态，使脸面看起来很长，面中份显得凹陷。二是影响𬌗关系，牙齿切割食物的时候无法正常咬合。如果上颌牙和下颌牙是正常的𬌗关系，则牙齿切割食物很方便，"地包天"时则切割食物非常不方便。三是妨碍颌骨的发育。前牙"地包天"形成了前牙的异常锁结关系，上颌骨的发育一般早于下颌骨，如果不尽早解除"地包天"，下前牙就会限制上颌骨的正常发育，而上颌骨向前生长发育的趋势还将进一步促进下颌骨的生长发育，等上颌骨已经不再向前生长时，下颌骨还继续向前生长，这样就使畸形逐渐加重。其表现为面中部发育不足，从侧面看，面型呈月牙状，严重影响患者的容貌美观，有些人还因此造成心理障碍。

## 91 乳牙期反𬌗需要处理吗？

乳牙期反𬌗多为牙源性的反𬌗，也存在着一些功能性的因素，骨性畸形表现不明显，常由不良习惯造成。反𬌗的早期矫正治疗对二者都有着十分重要的意义,可减轻颜面骨骼畸形发育。乳牙最佳矫治时间为 3～5 岁。混合牙列期的反殆矫治也易早不易迟,越早进行"地包天"的矫正治疗,所需要的时间就越短,效果也更理想。

早期可通过一些简单的方法来阻止反殆进一步发展。当发现小孩下颌有这种趋势的时候,就要去口腔科检查,佩戴一些简单的矫正反殆的装置(图9)。

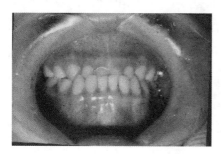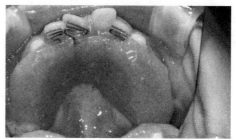

图9　矫正反殆

孩子开始出牙的时候,会发现牙齿长出来以后,上颌牙在外面一点,下颌牙在里面一点,这是正常的情况;如果孩子有一些不良的习惯,慢慢就会发现下颌牙往前走,逐渐下颌牙超过了上颌牙。当我们发现上颌牙齿和下颌牙已经处于切合关系的时候,就要请医生做一个装置调整它,早期调整较为简单。

此种错殆的矫治原则是尽可能及早消除病因。早期矫治以 4 岁左右开始为宜,换牙期和恒牙列形成初期也可以,但不宜超过 12 岁。此阶段只要能佩戴矫治器就应开始治疗,以免畸形发展严重。少数严重的下颌前突前牙反殆畸形,尤其是成人的反殆畸形,单纯用正畸方法常达不到理想的疗效,常需要进行外科正畸手术来治疗。

下颌前突前牙反殆畸形,是随着生长发育而逐渐加重的,有的患者反殆矫治完成后,如仍处于生长发育期,反殆仍可能复发。对此,多数正畸学者认为,此类反殆矫治完成后,仍需佩戴头帽颏兜限制下颌的生长,直到青春发育期结束。因此,有些反殆患儿需佩戴数年的矫治器。

## 92　什么是牙科畏惧症?

牙科畏惧症又称牙医恐惧症,指一组与牙科诊疗相关的异常心理、生理及行为状态。其具体表现为患者在治疗前、治疗期间的紧张、焦虑、恐惧,以及与牙科治疗相关的心理状况,如不能控制自己的情绪和行为等,临床表现为心跳加快、血压异常、出汗、多语、肌肉紧张、面色苍白乃至晕厥。患者还会因此出现避医行为,如不愿接受牙科诊疗和检查,不愿配合医生的诊疗工作,等等。儿童牙科畏惧症,常表现为小孩高声哭闹、喊叫、乱打乱踢或躺在牙椅上发脾气,谁的话也不听,歇斯底里,拒绝治疗。

## 93　为什么儿童会有牙科畏惧症?

### 对牙科诊疗本身的恐惧

不仅是儿童,少数成年患者也会对牙科诊疗存在恐惧,如坐上牙椅就血压升高、心跳加快。儿童心理不成熟,就更不能控制自己。部分患儿对牙科诊疗环境不适应,看见医生、护士的白大褂与牙椅就想逃走,张口就想吐,咽部敏感恶心,讨厌异味,不适应牙科器械转动的声音、诊疗环境等,这类恐惧有点类似于恐高症和恐飞症。此类患儿不多,但是由于其恐惧的特殊性,治疗起来也比较困难。加之牙科治疗本身带来的不适感,患儿本身对口腔治疗的耐受性差、精神状态差、心理脆弱等因素,都会成为牙科畏惧症的原因,使患儿拒绝治疗。

### 对痛苦经历的道听途说

因道听途说而带来的儿童牙科畏惧症也不在少数。这种情况常见于父母亲属对牙科不愉快经历的转述，而且还有着夸大、恐吓的成分。如家长平时在小孩不听话时，可能会说"再不听话，就要医生给你打针""再不好好刷牙，就让牙医拔光你的牙齿"，这无形中会给小朋友灌输牙医和牙科医院很恐怖的意识；一旦真要进行口腔检查治疗，小孩会惴惴不安、抗拒、恐惧，难以配合。

### 曾经不愉快的就诊经历留下的记忆

有的孩子的牙科畏惧症来源于曾经不愉快的就诊经历，比如一次不太舒适的麻醉操作、一次稍显漫长的拔牙手术、一次治疗中出现的呛咳或呕吐、一次充满疼痛的牙神经治疗或者咽部敏感引发的恶心等。

## 94 牙科畏惧症的危害有哪些？

牙科畏惧症的危害有以下几点。

（1）儿童对于口腔检查和治疗恐惧、配合度差，势必影响医生与父母的情绪与状态，影响临床治疗的效果，牙科疾病得不到有效治疗或治疗被中途打断，则进一步影响患儿的口腔健康。儿童因为恐惧，常常出现避医行为，不愿就诊或定期检查，牙病被一拖再拖，到被迫治疗的时候，往往已经没有有效的治疗方法了。

（2）患儿在治疗时的负面行为和较差的配合度直接干扰医生治疗的顺利实施，影响治疗效果，常导致医患丧失彼此信任，关系恶化。

（3）从社会角度讲，患儿恐惧的不良经历，往往被扩大或转述，导致更多的牙科恐惧症，使口腔保健难以实施、口腔医生的形象受到损害。

### 95 牙科畏惧症可以控制吗？

牙科畏惧症的治疗是全社会的任务，包括加强口腔卫生宣教、改变传统观念、改善诊疗条件等。

治疗牙科恐惧主要从以下方面入手。

**医方**

（1）心理行为治疗：主要包括沟通、建立信任，讲解演示诊疗过程，采取治疗内容从简单到复杂逐步深入的脱敏法及催眠术等。

（2）牙科无痛治疗：包括应用各种仪器、设备、药物等。

（3）药物镇静治疗：包括使用笑气、口服镇静药物、静脉注射镇静药物等。镇静技术治疗牙科畏惧症效果十分确定。不同的镇静技术各有优缺点及适应证，需要根据患者情况及诊疗具体内容加以选择。

**父母方**

父母应对子女进行牙齿保健教育。口腔医院会经常举办口腔知识科普活动（如小小牙医活动等），父母可以带孩子参加。

### 96 家长应如何配合医生减少牙科畏惧症的发生？

（1）家长应先控制自己的焦虑才有办法安抚孩子。

（2）就医之前亲子可一同阅读相关书籍，让孩子先熟悉牙科的环境及牙科医疗人员。

（3）不要为了让孩子配合而做不实的承诺。如告诉孩子不打针、不拔牙及不会痛等。

（4）将孩子相关的病史及用药情况详细告知医生，如果孩子之前曾进行过牙科治疗，必须将其合作的情形及治疗的状况告知医生。

## 97  什么是舒适化治疗?

舒适化治疗就是让孩子从治疗开始到结束整个过程中不会感到疼痛。舒适化治疗能增强患者看牙病的信心,使牙病能够早发现、早治疗;能帮助患者在治疗过程中消除紧张情绪,更好地配合医生完成治疗;也能使医生的操作更从容、更精细、更彻底,以达到较好的治疗效果。

目前儿童口腔科常采用的舒适化治疗主要有无痛微创治疗、无痛麻醉、口服镇静药物、肌注镇静药物、静脉滴注镇静药物、全麻手术。

## 98  什么是微创去腐治疗?

微创去腐治疗是指利用龋齿微创去腐凝胶将龋洞内的龋坏组织软化,然后使用牙科用微创去腐工具轻柔地将龋坏组织选择性去除。此法在龋齿治疗中替代或减少了牙钻的使用,不给患者造成任何痛苦。

不少儿童看牙最怕的是"吱吱"的机器运转和喷水的声音,去腐凝胶的出现为我们轻松解决了这一问题,不磨牙、不喷水,孩子再也不害怕补牙了。与传统方法比较,微创去腐治疗有以下优点。

(1)微创性:减少了并发症。

(2)温和:减少对牙齿的损伤。

(3)精确:口腔科医生能对龋坏区域进行高质量的控制。

(4)高度选择性:只去除龋变组织。

(5)减少患者的疼痛、恐惧、紧张和不适感。

## 99 什么是笑气吸入镇痛系统？

笑气是一种无色有甜味的混合气体（其中 $N_2O$ 浓度不高于 70%，而氧气浓度不低于 30%），用于口腔科镇静镇痛系统。笑气被患者吸入后能够快速产生镇痛作用并缓解患者焦虑情绪，有轻微的麻醉作用，并能致人发笑。但这种气体对人体没有危害，是一种很好的镇痛和麻醉剂，镇痛作用强而麻醉作用弱，短时间即可产生作用，停止吸入后几分钟作用即可消失。笑气用于口腔科治疗，将会避免其他麻醉方法给治疗者带来的麻醉意外风险，减轻患者术后头晕、意识不清、呕吐等不良反应，使患者"愉快"地接受治疗。患者在整个治疗过程中保持清醒、放松、舒适，对语言指令有反应，避免医源性心理创伤，降低了医生的压力，节约时间，提高效率。

笑气应用于口腔科治疗，适用于种植牙手术、拔牙及儿童牙病的治疗，对牙科恐惧症患者以及不合作的儿童患者效果非常理想。

据统计，在美国，有 76.5% 的口腔医院都配套有口腔笑气镇痛系统，超过 50% 的全科牙医和接近 90% 的儿童牙医都为患者使用笑气来减轻治疗过程的焦虑和疼痛。

笑气禁用于慢性阻塞性疾病、上呼吸道感染、不能用鼻呼吸者、孕期患者（尤其避免前三个月使用）、严重低血压。

医生会向家长询问孩子是否有全身系统性疾病或药物过敏史，尤其是呼吸系统性疾病和耳鼻喉等器官的疾病。家长应充分告知，不能隐瞒。而且，镇静治疗前一天，家长要和医生确认：孩子是否有呼吸道感染症状，如咳嗽、感冒等。如果有，则需要取消笑气镇静下的治疗。行笑气镇静术前要禁食至少 6 小时，禁水 2 小时，因为要预防在吸入气体的过程中，患儿反胃发生误吸，使异物进入气道。

适应证包括：轻度及中度焦虑症、呕吐反射明显、创伤性治疗、针头恐惧症、焦虑患者正畸拔牙、年轻患者多象限的口腔治疗等。注意，该技术只适用于4岁以上的儿童及成人。

笑气吸入镇痛用于4岁以上的儿童时患儿处于意识清醒状态，而儿童全麻口腔治疗时患儿处于睡眠状态。

## 100  什么情况下可采取儿童口腔治疗全麻技术？

为了更好地解决孩子恐惧口腔治疗的问题，儿童口腔治疗全麻技术应运而生。儿童口腔治疗全麻技术在国外应用于临床已有近百年的历史。1999年北京大学口腔医院儿童口腔科首先将该项技术应用于临床，目前该项技术已经相当成熟。全麻手术风险极低，且这种风险是可控的。

儿童口腔治疗全麻技术只适合多颗牙龋坏的低龄儿童及对牙齿治疗极度恐惧的儿童，可从根本上解除儿童在牙齿治疗中的疼痛和恐惧。在全麻状态下患儿配合程度高，利于医生一次性治疗多颗牙齿，减少重复就诊的烦琐。

全麻会让孩子变笨，这是家长们的误解。麻醉过后，由于尚处在恢复期，有的孩子可能表现得比往常迟钝，家长就认为是麻醉过后孩子变笨。事实上只要孩子顺利康复，家长就会看到他们会和往常一样活蹦乱跳。目前有用于孩子的气体麻醉药，还有专为儿童设计的带水果香味的七氟烷，没有气道刺激性，代谢非常快，实施麻醉的过程中孩子的配合度会比较高。

下篇

正畸美牙篇

## ◆◆ 趣味讲述：错𬌗畸形与正畸 ◆◆

民间有很多给牙齿不好的人取的难听的外号,如"龅牙""瘪牙""缺牙""狗牙"。这些称呼不合适,口腔医学对口腔内不整齐的𬌗统称错𬌗畸形。

错𬌗畸形不仅影响外形美观,还影响咀嚼功能,影响颞颌关节,加重咀嚼肌负担,发展下去可能引发偏头痛,造成咀嚼无力、张口受限,给生活与工作造成困扰。

很少有人的牙齿形态是标准的正常形态,或多或少都有差异,改变错𬌗畸形实际就是改变了一个人原来牙齿的位置及上牙与下牙的关系。在六七十年前,老百姓面对错𬌗畸形常常束手无策:一是因为没有经济条件治疗,二是因为口腔科技术也相对落后。牙齿不齐自古有之,医生也想过牙齿正畸,这种想法可以追溯到公元前25年左右。真正思考与进行正畸治疗是在1900年,世界上第一所正畸学校由Angle创建。

20世纪50年代,我国的一流医学院校相继开展了相关研究与临床工作。

如今,随着生活水平的提高,家长们和爱美的年轻人越来越关注正畸这个话题。下面就为读者详细讲述正畸的相关问题。

## 1 什么是错殆畸形?

错殆畸形是一个专业术语。

来口腔医院或诊所矫正牙齿的大部分患者都只是因为牙齿不齐,或是牙齿外突、牙齿瘪等。但这些症状只是错殆畸形的一部分。

错殆畸形是儿童在生长发育过程中,由于先天的遗传因素或后天的环境因素(如疾病、口腔不良习惯、换牙异常等)导致的牙、颌骨、颅面畸形的总称,大致包括以下几类(图10)。

**个别牙齿错位**

此类包括牙的唇向错位、颊向错位、舌向错位、腭向错位、近中错位、远中错位,以及高位、低位、异位、斜轴等。

**牙弓形态和牙排列异常**

此类包括牙弓狭窄、腭盖高拱、牙列拥挤、牙列稀疏等。

**牙弓、颌骨、颅面关系异常**

(1)前牙反殆、近中错殆、下颌前突。

(2)前牙深覆盖、远中错殆、上颌前突。

(3)上下牙弓前突、双颌前突。

(4)一侧反殆、颜面不对称。

(5)前牙深覆殆,面下三分之一高度不足。

(6)前牙开殆,面下三分之一高度增大。

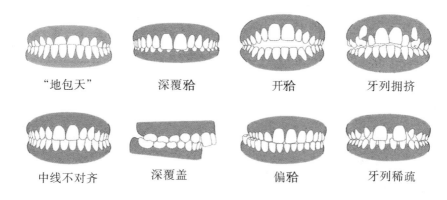

图 10　错殆畸形

"地包天"是指前牙反殆,下前牙盖过了上前牙。

深覆殆是指上前牙完全盖过了下前牙,而且上牙贴近下牙。

开殆是指上牙和下牙对不上,有空隙,从而失去了咀嚼功能。

牙列拥挤是指牙的位置不够,牙齿重叠、错位;反之则是牙列稀疏。

牙中线对不齐,前牙不对称,上、下前牙中线不齐等,会给人面部不对称的感觉,影响美观。

深覆盖是常见的"龅牙齿",严重的"龅牙齿"实在是影响美观。

偏殆是偏向一侧咀嚼,牙齿一边可以咀嚼,一边不可以。

## 2　错殆畸形有哪些危害?

错殆畸形影响美观显而易见。不少家长要求正畸都是以达到不影响美观为目的。这种观点是片面的。其实,错殆畸形的危害是多方面的,它对口腔颌面部软组织和硬组织的发育、牙殆功能、牙齿和牙周组织的健康、颜面部美观及身心健康都有不同程度的影响和损害,分述如下。

### 影响颌骨及面部软组织发育

下前牙咬在上前牙的外面(也就是前牙反𬌗)如果没有及时治疗,下颌牙弓就会限制上颌牙弓、颌骨向前发育,同时上颌骨向前发育的力量又反过来推动下颌过度向前发育,形成恶性循环,使畸形更加严重,表现为面中部凹陷,下颌颏部前突,形似"月牙儿"面型。可见错𬌗畸形对颌骨的发育有严重的影响。

### 影响口腔的健康和功能

排列拥挤、不齐的牙齿由于不容易自我清洁,刷牙时也不易彻底刷干净,因而好发龋齿、牙龈炎和牙周炎。严重的上下牙弓咬合不协调导致牙齿不能正常地咬、切割和咀嚼食物,因而加重了胃肠道的消化负担,可能引起胃肠功能的紊乱,影响食物的消化和营养的吸收,进而影响全身健康。当后牙已经咬住而前牙不能咬上时称为前牙开𬌗,此时前牙不能切割食物,且使有些语音发不清楚。一些牙齿错位和咬合关系的紊乱,可能造成颞下颌关节功能紊乱,影响下颌功能。

### 影响美观、身心健康、社交与职业选择

错𬌗畸形对面容的影响给患者在精神上造成压力和创伤。若调整不好可能会使患者失去自信心,渐渐变得忧郁、自卑和孤僻。在择校、择业的各类面试中,错𬌗畸形的年轻人会有很大的心理负担。

为保护儿童颌面部的正常发育和功能,减少龋齿和牙周病的发生,保障身心健康,积极防治错𬌗畸形非常必要。

---

**3　错𬌗畸形形成的原因是什么?**

牙齿不齐是在人类的进化过程中逐渐出现的,到了现代尤其严重。考古发现 80 万年前的古人类是没有牙齿不齐的,10 万年前的古人类牙齿不

齐非常轻微,3000 多年前的人类牙齿不齐的比例约为 25%,现代人牙齿不齐者则高达 70% 以上。目前世界上很少有人的牙齿形态是标准的正常形态,或多或少都有偏差。这些差异有的在接受范围内,不影响正常生活,医学上称之为个别正常𬌗,有的则影响了美观,影响了身心健康,医学上称之为错𬌗畸形。这需要口腔专科医生来诊断与治疗。

错𬌗畸形的形成因素和机制是错综复杂的,其发生过程可能是一种因素,也可能是多种因素共同作用的结果,牙齿不齐的原因主要有两种:遗传因素和环境因素。

**遗传因素**

遗传因素来源于种族演化和个体发育。种族演化主要是人类在数十万年的进化过程中,食物性质的改变(如从生食到熟食、从粗糙食物到精细食物)逐步导致人体咀嚼器官退化。在咀嚼系统的退化程度方面,咀嚼肌退化程度最大,颌骨次之,牙齿最小。颌骨与牙齿退化程度不一致,导致牙量和骨量的不协调,牙齿产生拥挤,错𬌗畸形由此出现。个体发育与其他遗传特征一样,错𬌗畸形也可以由亲代遗传给子代。颌骨的这些遗传形态在孪生子中表现为镜像对称。父母双方牙𬌗形态差异较大者,子代通常更容易患错合畸形。

**环境因素**

环境因素包括先天因素与后天因素。

先天因素是指胎儿在母亲子宫内生长发育过程中受到的各种影响,如母亲或胎儿的营养代谢失调,母亲患风疹或感染病毒,母亲怀孕期间受到外伤或分娩时的产伤。

后天因素是指孩子出生后在生长发育过程中受到的影响。

(1)疾病。某些急性传染病、慢性消耗性疾病可能影响牙齿和颌骨的发育,如内分泌功能紊乱或营养不良,尤其是维生素缺乏,可能会影响牙齿和颌骨的发育。

(2)呼吸和吞咽功能异常。这类异常会影响牙齿和颌骨的发育。

(3)不良习惯。如咬手指、咬上唇或咬下唇、伸舌或吐舌等不良习惯会影响牙齿的发育。

(4)乳牙期或替牙期出现的问题。乳牙过早丧失、乳牙迟迟不掉、恒牙过早丧失、恒牙萌出顺序紊乱等都会造成牙齿不齐,或拥挤,或稀疏。

## 4　错𬌗畸形会遗传吗?

错𬌗畸形是可以遗传的。父母双方或一方有错𬌗畸形,孩子很有可能也表现出父母的牙列形态,即孩子也有错𬌗畸形,这就是遗传因素造成的。有证据表明面部特征是具有独立遗传性的,所以遗传造成错𬌗畸形的概率是非常大的,而且常常表现为家族遗传倾向,著名的例子是德国皇族一家九代,代代均有下颌前突的畸形。

## 5　后天性错𬌗畸形可以预防吗?

遗传性的错𬌗畸形无法预防。后天性的错颌畸形是可以预防的。早期做好预防,完全可以让孩子有一口整齐健康的牙齿。

在孕期,准妈妈就要按照医生的要求,补充足够的营养。维生素、钙质和蛋白质对胎儿牙齿的生长都有很重要的作用。孕妇要严格预防感冒,以防影响胎儿的牙胚发育或造成其他疾病。

在婴儿期,家长注意不要让宝宝养成吃手指、啃毛巾、含奶嘴这类坏习惯。这些坏习惯容易让宝宝的牙齿向着不好的方向生长;吐舌、咬舌的坏习惯会使正在萌出的牙齿受到舌的阻挡,上下门牙不能互相接触,形成了门牙开𬌗畸形。用舌头舔牙的习惯会导致牙冠向前方倾斜,呈扇面状张开,上下嘴唇不易闭拢,呈现"开唇露齿"的畸形。咬指头和咬铅笔也是影响牙齿健康的坏习惯。严格要求孩子改掉这些坏习惯是父母的责任。

**6** 喂养姿势与错𬌗畸形有关吗?

婴儿刚出生时,下颌骨的位置比较靠后,通过正常的母乳喂养,给下颌带来一定的功能刺激,促进下颌的生长并使下颌调整到正常位置。如果为人工喂养的话,可由于奶瓶位置及喂养姿势不正确,或者奶嘴大小不合适等原因,使婴儿下颌前伸不足或者前伸过度,造成下颌远中错位(下颌靠后)或者下颌前突畸形(下颌靠前)。因此,掌握正确的喂养姿势是非常必要的(图11)。

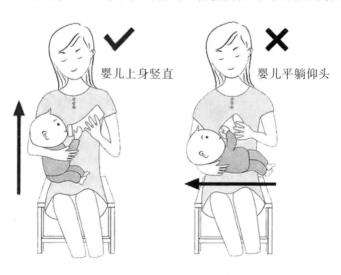

婴儿上身竖直　　　　婴儿平躺仰头

图 11　喂养姿势

## 7　父母如何帮助孩子预防错殆畸形？

儿童的各种口腔不良习惯，都可造成上下牙弓之间和上下牙弓内外之间肌肉力量的不平衡，形成各种牙殆畸形。对于以下不良的习惯父母应了解并予以纠正。

**舌的不良习惯**

在替牙期，儿童常用舌尖舔弄松动的乳牙或刚萌出的恒牙，形成舌习惯。舌习惯包括吐舌习惯、舔牙习惯和伸舌习惯。吐舌习惯是舌吐在上前牙和下前牙之间，阻碍恒牙的萌出，使前牙形成梭形的开殆隙。舔牙习惯是用舌尖舔上前牙和下前牙的舌侧，使牙向唇侧倾斜、散开，出现牙间隙，甚至形成双牙弓前突。如儿童患慢性扁桃体炎、慢性咽炎等疾病，为了使呼吸道畅通，常将舌向前伸，从而引发伸舌的不良习惯，可造成前牙开殆并伴有下颌前突畸形。

**吮指的不良习惯**

70%的婴儿从3~4个月开始有吮指的动作，这种动作在两岁以后逐渐自行消失。在这段时间内吮指动作属于生理活动，如果在3岁以后还吮指就属于不良习惯了。吮指时，拇指含在上下牙弓之间，造成前牙小开殆；而且由于口内肌肉动力的不平衡，两颊收缩而使牙弓狭窄、上前牙突出、开唇露齿。

**唇的不良习惯**

这类多为咬下唇，会使上前牙向唇侧倾斜并出现牙间隙，咬上唇则形成前牙反殆。

**咬物习惯**

这类以咬铅笔及啃指甲者多见，还有咬三角板、衣角、袖口、手帕、被角及吮奶嘴等不良习惯，久而久之，可造成局部小开殆。

### 下颌前伸习惯

学龄儿童喜欢模仿他人,如见到下颌前突的患者,孩子喜欢模仿,时间长了也会形成下颌前突畸形。

### 偏侧咀嚼习惯

这类儿童多因一侧牙有龋坏,乳磨牙早失,迫使儿童只能用健侧牙齿咀嚼,日子久了,咀嚼侧发育良好,龋坏侧发育不足,形成面部不对称畸形。

### 其他不良习惯

儿童睡眠时经常用手、肘或拳头枕在一侧的脸下,或俯卧睡眠时口面部对着枕头,或平时用手托一侧腮帮,这些习惯都可能妨碍发育,造成畸形。

调查数据表明,6~7岁及6岁以下的儿童纠正了不良习惯,畸形大都能自行消失。纠正儿童口腔不良习惯,首先从教育引导着手,说服儿童自觉改掉不良习惯,如果说服无效则应采取一些措施:如吮指儿童可在手指上涂抹苦味药或戴指套;有吐舌、咬唇、吮指等习惯的儿童可找口腔正畸医生制作不良习惯破除器;偏侧咀嚼的患儿要及时治疗病牙,使两侧牙齿健康,均能咀嚼。7岁以上的儿童若已形成错𬌗畸形则应找医生矫治。

---

**8　张口呼吸为什么会导致错𬌗畸形?**

正常的鼻呼吸功能,保证了颌面部的正常发育。慢性鼻炎、鼻窦炎、鼻甲肥大、鼻中隔充血等使鼻腔部分或全部阻塞,影响正常的鼻呼吸,迫使以口呼吸代替鼻呼吸,常引起颌面部发育畸形(图12)。

口呼吸时,冷空气直冲口咽部,容易引起呼吸道感染。此时,下颌下垂、面颊部分肌肉张力增加,舌也牵引下落,上颌弓内侧失去舌体支持,使上颌弓失去内外肌的正常动力平衡。在外侧受颊肌压迫、内侧失去舌体支持的情况下,上颌弓得不到正常发育,会导致牙弓狭窄,前牙拥挤或前突。睡眠时,口呼吸的表现最明显,张口呼吸,舌及下颌后退,形成下颌后缩畸形。

儿童出现呼吸系统疾病,应及时治疗,改善呼吸功能,防止形成口呼吸的习惯。

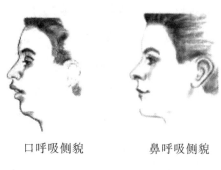

口呼吸侧貌　　　　鼻呼吸侧貌

图12　口呼吸与鼻呼吸对外貌的影响

**9　错𬌗畸形可以治疗吗?**

错𬌗畸形是可以矫正的,这门学科叫口腔正畸学,有一百多年的历史了。它的原理是利用外力纠正错位的牙齿,使牙齿周围的组织(如容纳和固定牙根的牙槽骨)改建。正畸治疗将外力加在牙齿上,通过身体内部的生理反应引起牙槽骨和牙周组织的改建,使牙齿移动到所需的位置上,恢复正常的口腔功能,也使生长发育能正常进行。在正畸治疗中,这种外力叫矫治力,它是一种适当的、温和、持久的力量,能使牙齿发生移动,同时不会对牙齿、牙槽骨等牙周组织产生永久性的损伤。

**10　正常的咬合应该是什么样的呢?**

20世纪60年代,直丝弓矫治器的创始人Andrews研究了120名未经正畸治疗的正常𬌗,提出了正常𬌗的六项标准。

(1)上颌第一恒磨牙近中颊尖咬合于下颌第一恒磨牙近中颊沟上;同样重要的是上颌第一恒磨牙的远中颊尖咬合于下颌第二恒磨牙近中颊尖的近中斜面上,上颌尖牙咬合于下颌尖牙和第一前磨牙之间。

(2)牙齿临床冠长轴与𬌗平面垂线所组成的角为冠角或轴倾角,代表了牙齿的近中、远中倾斜程度。正常的冠角大都为近中倾斜。

(3)牙齿临床冠长轴的唇(颊)舌向倾斜度称为冠倾斜或冠转矩,不同牙齿有不同的冠转矩,上切牙牙冠向唇侧倾斜,冠转矩为正;下切牙牙冠接近直立;从尖牙起,上下后牙牙冠都向舌向倾斜,冠转矩为负,磨牙比前磨牙更明显,下颌比上颌更甚。

(4)正常𬌗应当没有不适当的牙齿旋转。后牙旋转后占据较多的近远中间隙;前牙正好相反,占据较少的近远中间隙。

(5)正常𬌗牙弓中牙齿都保持相互接触,无牙间隙存在。

(6)正常𬌗的纵𬌗曲线较为平直,或稍有 Spee 曲线,深度在 0 ~ 2mm。

未经正畸治疗的正常𬌗可能存在着某些差异,但却都符合上述六项标准,偏离其中任何一项或几项,即会造成𬌗关系异常。正常𬌗的六项标准是𬌗的最自然状态,是正常𬌗的静态的、形态学标准,也是正畸治疗的目标。

## 11 为什么需要做正畸治疗?

正畸是指矫正牙齿、解除错𬌗畸形。生活中绝大多数就诊的患者正畸是为了漂亮。其实正畸不仅是为了漂亮,而且是为了改善口腔的功能和健康。

希望自己拥有漂亮的牙齿是每个人的愿望。上下颌骨生长发育异常,呈"地包天""小下巴"或牙齿拥挤错乱等错𬌗畸形,会给人以不美观的感觉。正畸治疗改善容貌外观,会增强患者在工作交往与生活沟通中的自信。很多家长往往也将改善面容作为首要考虑的任务,其实改善就诊者口腔的功能与改善容貌具有同等的重要性。牙齿拥挤错乱时,牙齿所承受的力的大小及所传导的方向是不合理的,牙齿容易受到咬合创伤,咀嚼效能也会下降,同时错位牙也不容易清洁,从而增加罹患龋齿及牙周病的风险。这样会使牙齿的寿命缩短,使有的人40岁而齿龄却达70岁。错𬌗畸形对口腔功能和健康有很大的影响。矫正错位牙,改善口腔的功能和健康,是正畸医生义不容辞的责任。

## 12 哪些情况需要做正畸治疗?

(1)牙齿不齐,易使食物嵌塞、牙龈出血、发生龋病,最终使牙齿过早地脱落,这类牙齿比较适合做正畸治疗。

(2)面部不协调,主要表现为面中下分过短或过长、上颌前突或凹陷、下颌前突或后缩。通过牙齿矫正,配合生长改良,使面部比例协调,面部容貌得到极大的改观。这类患者虽然适合正畸治疗,但必要时还需配合外科手术。

(3)"地包天"应该说是非常适合做正畸治疗的。正常的上前牙和下前牙的关系为上前牙覆盖下前牙,"地包天"患者是下前牙在前,上前牙在后。在青春期发育高峰时,因下牙阻挡上牙,从而阻挡上颌骨的发育,使面中分发育不足,长大后面部呈"新月型"或"大猩猩脸型",孩子在成长过程中要承受更多的心理压力。

(4)上前牙完全覆盖下前牙。这类患者掀起嘴唇,正面观基本看不到下前牙,有的甚至咬在下前牙的腭侧牙龈上。这类患儿的牙齿难以切食物,常诉无法"嗑瓜子",更重要的是影响颞下颌关节发育,长大后易出现关节弹响、疼痛、张口受限等症状,这些类畸形的治疗十分困难,需要及早进行牙齿矫正,继续发展就难以做矫正治疗了。

### 13 正畸有年龄限制吗?

越来越多的青年主动要求进行正畸治疗。他们知道儿童与青年时代是矫正牙齿的最好时期。这时,牙齿正在生长。医生可以顺其势完成矫正治疗。

进入成年还可以正畸吗?

现代观念认为,决定能否接受正畸治疗的关键因素不是年龄大小,而是牙周的健康状况。能否正畸取决于口腔健康状况。一个爱护牙齿、定期进行检查治疗的人,牙周健康,正畸跟年龄没有太大的关系。只要牙周健康,都可以接受。具体情况需要口腔科专家检查后评估决定。

成年人能理解医生的意图,配合良好,口腔卫生通常也保持得更好,时间灵活,能按时复诊,这些合作条件有助于取得良好的治疗效果。成年人还可以选择隐形矫治、舌侧矫治,这些矫治技术能够给患者带来更好的治疗体验。

### 14 正畸时会痛吗?

会。

治疗者在正畸过程中短期内感到疼痛是正常的,这是身体组织的一种正常反应。当牙齿接受像牙齿矫正这种轻微而持续的外力时,牙齿本身是不会痛的,但是这个力会使得位于牙齿与齿槽骨之间的牙周膜受到挤压、拉扯。牙周膜内除了富含连接牙齿与齿槽的牙周韧带外,还具有神经、血管与细胞。当组织受力而变形后,血液流通受阻,形成缺氧的状态,这时周边的细胞就会释放出一些神经传导物质来刺激神经,向大脑报告。一开始这些物质的浓度很低,尚不够让大脑感受到疼痛,在安装矫治器后 5~6 个小时,其浓度才足以引发疼痛的感觉。

疼痛,其实是身体保护器官的一种反应,其目的是为了提醒我们移开造成疼痛的外力,以免组织受损。不过,由于固定式矫治器无法由矫治者自行取下,为了让血流能够畅通,受力点周边的细胞会主动激活"噬骨细胞",将拥挤的齿槽骨吞噬掉一部分,为血管重新"杀"出一条"血路",来供应组织的养分与氧气。此时,也因为局部的齿槽骨被吞噬吸收,牙齿就移动了。虽然谁都不喜欢痛,但为了牙齿排列整齐,疼痛的过程也只能视为必由之路了。

矫治后疼痛感维持时间一般不超过 10 天,大多数人 3 天内可缓解,不必过分担心。大部分矫治过程中的不舒服都在可承受范围内,少数成年矫治者,疼痛反应较重时可在此期间适当服用止痛药。当疼痛时间过长或疼痛程度强烈,可在医生指导下采取止痛措施。第一次戴上矫治器(俗称牙套)后,吃饭说话时,可能会磨嘴引起口腔溃疡,这时采用涂抹保护蜡的方法可以有效防止口腔溃疡的发生。一般一周的时间,口腔就能适应矫治器,不需要再继续用保护蜡了。为了尽量减轻在口腔正畸治疗时的疼痛,要注意以下 3 点。

(1)初次戴矫治器时牙齿会有轻度疼痛、酸胀等不舒服的感觉,不敢咬硬物,这是正常现象,需要一段时间来适应。

(2)牙齿不舒服时,不要咀嚼过硬的食物,以免疼痛加剧,但适当咀嚼松软食物,可缩短不适期。

(3)在治疗上,有条件的患者可以选择自锁托槽矫治器,可减轻疼痛。

## 15　错𬌗畸形的矫治目标是什么?

### 牙𬌗形态的平衡和协调

矫正治疗(简称矫治)后,牙齿排列整齐,前牙覆𬌗、覆盖正常,磨牙关系中性,尖窝关系正常,上下颌骨间的位置及颅面关系均正常。

**口腔系统功能得到改善**

矫治后,原来因错𬌗引起的口颌系统功能障碍应得到改善,如咀嚼功能的增强、吞咽异常的恢复等。

**正常颌面部生长发育的正面诱导**

儿童错𬌗经矫治后,原来错𬌗造成的影响——颌面生长发育的病因被去除,对颌面在正常环境下的生长发育起到了正面诱导作用。

**矫治结果相对稳定**

矫治后取得的形态平衡和功能改善,应该是相对稳定的。

## 16　儿童应选择什么时机矫正牙齿呢?

口腔正畸该选择什么时候呢?

这个问题不是绝对的,要根据牙齿情况和个体的生长发育情况而定。

乳牙期(4—5岁):该期主要适合进行乳牙反𬌗("地包天")的矫治。早期矫治有利于上颌骨发育,预防恒牙反𬌗。如果孩子有伸舌、咬唇等不良习惯,在这个阶段可以得到纠正,预防错𬌗的发生。

替牙期(又称换牙期,女孩:8—10岁,男孩:9—12岁):在替牙阶段如果发现孩子有咬唇、伸舌、前伸下颌等不良习惯,以及面型异常和牙齿排列异常等情况,应及时到医院找口腔正畸科专业医生检查,确定是牙性、功能性还是骨性错𬌗畸形,明确治疗方案。

恒牙期(女孩:11—14岁,男孩:13—15岁):此时,孩子的牙齿已替换完,骨骼基本定型,一般常见的错𬌗畸形在这个阶段都可以得到很好的治疗。此时孩子的面部发育还处于发育的快速期,此时进行矫正治疗能够达到较完美的效果。过了这段时间,矫正治疗也会有效果,但效果不如之前。个别严重的错𬌗畸形,如患有家族遗传性的严重反𬌗,应在18岁后行正𬌗外科手术治疗，才能达到理想的效果。

### 17 "地包天"应选择何时矫治？

"地包天"医学上称前牙反𬌗，是常见的错𬌗畸形之一。矫治应越早越好。

前牙反𬌗可发生在乳牙期、混合牙列期和恒牙期。有的家长认为，乳牙反𬌗不要紧，等换完牙齿后会自行改正，情况其实不是这样的。反𬌗畸形会严重地影响口腔、面部外貌及颌骨的生长发育，会使患儿面中 1/3 发育受限，面下 1/3 发育过度，这样的儿童，从侧面看，面型呈月牙状，影响美观和功能（图 13）。

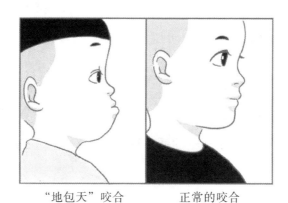

"地包天"咬合　　　　正常的咬合

图 13　"地包天"对外貌的影响

乳牙期不矫治，就会丧失矫治时机，替牙之后一般是继续形成恒牙的反𬌗，且随着年龄的增长，畸形愈加严重。如在生长发育期不矫治，儿童长至成人后，虽经努力，可以纠正牙齿的反𬌗关系，但严重的骨性畸形必须经手术才能纠正。

因此从预防的角度讲，"地包天"应尽早进行矫治。临床上也有这样的例子,乳牙反𬌗矫治之后,待恒牙萌出之后又出现了前牙反𬌗,这时不得不再次进行矫治。应该强调的是,这类患者虽然前牙呈反𬌗关系,但基本上属于牙性反𬌗,而不是骨性反𬌗,矫治起来相对比较容易。

乳牙反𬌗还对患者的咀嚼功能影响较大。由于反𬌗影响下颌运动,前牙无法行使切割功能,也将引起后牙的咀嚼功能明显下降;此外也影响患者的发音功能,使一些音发不清楚,影响交际和学习。

替牙期和恒牙早期,颌面部生长发育旺盛,反𬌗畸形如及时得到矫正,可收到事半功倍的效果,并能及时阻断颌骨的异常生长发育,是矫正反𬌗的关键时期,一般年龄在 8 ~ 12 岁。过了这个时期只能通过拔牙代偿矫正治疗或正𬌗外科手术治疗,才能取得好的效果。

再次强调:在允许的年龄内,矫治应该是早比迟好。

### 18  门牙或单颗牙不整齐,可以只矫正单颗牙吗?

建议还是做整口的矫正治疗较为理想。因为一个牙的位置变化会影响到所有的牙的位置调整,所以整体矫正治疗效果会更好,同时也利于医生操作。如果只想对门牙补救的话,可以考虑做烤瓷牙,这个做单颗既简单又方便。

### 19  上门牙龅牙只戴上颌牙套可以吗?

上、下牙齿是相互协作的,就像机械的齿轮,只有环环相扣才能发挥最大的效能。进行牙齿矫正治疗时,只戴上颌牙套或者只戴下颌牙套是不合适的。

正畸的目的不仅仅是美观,更重要的是要达到良好的咬合关系,如只戴上颌牙套,牙齿会移动到新位置,那么上、下牙齿的咬合关系也改变了,这就影响了咀嚼。为了得到更好的咬合关系,为了更好地行使功能,也为了矫正结果更稳定,上、下牙一起矫治才科学。

**20** **何谓早期进行矫正治疗?**

一般来说,早期矫正也叫Ⅰ期矫正,是指在乳牙替换完成前的替牙期,对牙齿的错𬌗畸形进行矫正。在这个阶段矫正,可以将一些问题"消灭在萌芽状态",既防止形成严重的畸形,又可因势利导,达到事半功倍之效。成功的早期矫正,可以使Ⅱ期治疗变得简单而且效果更好,有些可缩短疗程,有些本来需要拔牙矫正的病例也可以避免拔牙。有些人早期矫正做好了,甚至可以避免进行Ⅱ期矫正。

并非所有的错𬌗畸形都需要在这个时期矫正,因为在这个时期,牙𬌗正处于调整时期,随着不良习惯的纠正,部分暂时性错𬌗畸形常可以自行纠正。这时生长发育速度很快,不适当的矫治力会影响发育,甚至对口腔功能和健康产生不利影响。

**21** **传统活动矫治器与固定矫治器有什么区别?**

传统活动矫治器和固定矫治器的主要区别就在于前者可以自行摘戴而后者不可以。

两种矫治器各有优缺点,下面简单地介绍一下。

**活动矫治器**

优点:

(1)患者可自行摘戴,刷洗方便,能保持矫治器和口腔的卫生。

（2）可以避免损伤牙体、牙周组织。

（3）不影响美观，有需要时可以取下。

（4）此类矫治器构造简单，制作容易。

缺点：

（1）基牙无倒凹，固位相对差，效果不佳，支抗不足。

（2）作用力单一，牙齿移动方式多为倾斜移动，整体移动难。

（3）影响发音，有异物感，戴取麻烦。

（4）剩余间隙处理难。

固定矫治器

优点：

（1）固位良好，支抗充足。

（2）能使多数牙移动，能控制牙的移动方向。

（3）体积小，较舒适。

（4）能矫正复杂的错𬌗畸形，不影响发音。

（5）临床复诊加力间隔时间长，疗程短。

缺点：

（1）固定矫正技术较复杂；佩戴者要特别重视口腔卫生。

（2）不能自行摘戴；如用力过大，易致牙体牙周损害。

是采用固定矫治器还是传统活动矫治器需由口腔科医生进行全面检查后方能决定。

## 22　哪些畸形需要早期进行矫正治疗？

严重妨碍生长发育、严重影响美观和心理健康的牙齿畸形

牙齿明显突出，牙缝过大（如上颌切牙间隙），牙齿错位（如反𬌗），下颌

偏斜造成肌功能异常,严重拥挤、对刃𬌗等造成牙齿及牙周组织疾病等情况,这些畸形会致儿童心理有自卑感,甚至成为小伙伴们取笑的对象,造成社交障碍,建议早期矫正治疗。具体症状是:①牙齿数目异常,如多生牙,儿童可能形成 1 个或数个多生牙,影响正常恒牙的萌出,形成牙列拥挤。多生牙常出现在 6~7 岁,在常规检查全𬌗曲面断层 X 线片中发现。此外还有先天缺失牙。②牙齿形态异常。牙齿在发育过程中,因受先天遗传和环境影响,有过大牙、过小牙和形态不正常牙齿。

### 出现张口呼吸

张口呼吸会造成口周肌肉压力异常,导致明显的牙列及面部畸形。如下颌后缩、牙弓狭窄、门牙突出不齐等,统称口呼吸或腺样体面容。可以进行早期矫正治疗,避免发展成严重的畸形。

### 有口腔不良习惯

口腔不良习惯会对儿童尚未成熟的且具有高度可塑性的牙槽突和颌骨产生不利影响,使其结构发生改变而形成畸形。不良习惯包括:吞咽异常、吮指习惯、吐舌习惯、吮唇或咬唇习惯、咬异物习惯,造成局部的牙列异常,会影响面部的正常发育,需要早期进行阻断性矫治。

### 出现了颞下颌关节功能异常

颞下颌关节功能异常可导致颞下颌关节区疼痛、弹响,张口受限,牙齿明显磨耗,甚至头痛、头晕、耳鸣、听力下降等。这种情况常由牙齿畸形、咬合不正常导致,患者往往伴有夜磨牙、紧咬牙等症状。长期的关节功能紊乱会导致下颌髁状突吸收,导致下颌后缩等畸形。此类问题,家长需谨慎对待,尽早请有经验的专科医生检查。

### 提示

早期矫正治疗需要注意的是,尽管早期矫正治疗往往只是针对一些简单的问题,采取的矫治手段也看似并不复杂,但是由于它只是整个系统工程的一个部分,因此其治疗方案的设计必须有一个严谨的思辨过程,需要深厚的理论和丰富的实践经验。这不是一般的口腔科医生可以完成的,通常需要由本科毕业读完三年研究生或经过专门进修学习一年的正畸专科医生完成。

## 23  早期矫正治疗有哪些好处?

早期矫正治疗有以下好处。

(1)正常的咬合关系可以改善儿童的容貌与心理状态,增强自信心。

(2)恢复牙齿正常外形,维持牙弓长度,有助于口腔健康。

(3)缩短Ⅱ期治疗的疗程或者增强Ⅱ期治疗的效果。

(4)允许孩子在更加合作的年龄进行治疗。

(5)有助于防止前突牙齿折断。

(6)减少将来外科 - 正畸联合治疗的可能性。

(7)减少恒牙拔除的可能性。

## 24  矫治时发现磨牙坏了,可以拔除坏牙前移智齿代替吗?

可以。

但需要有可行的条件。一是智齿的位置比较好,用术语说,是垂直阻生。二是如果患者矫正治疗本来就需要拔牙,拔这颗坏牙同样可以达到预期的目标,能够获得好的殆关系。

满足这两个条件,医生一般会优先拔除坏牙让智齿前移替代的。但如果矫正治疗方案本身是不需要拔牙的,只是为了让智齿前移取代坏牙,那这个过程可能会破坏本身良好的殆关系,而且会让矫正治疗时间延长很多,同样也会增加牙根吸收的风险,这种情况还是会建议患者拔除坏牙后首选种植牙。

## 25 埋伏阻生牙需要矫治吗?

这里埋伏阻生牙指的并不是智齿,是影响口腔功能和美观的前牙、犬齿、前磨牙等埋伏阻生牙。其变化形式多样,是造成错殆畸形的病因之一,属正畸矫治中的难点。埋伏阻生牙的临床矫治较为复杂,由于其埋伏生长于牙槽骨内,临床定位常较困难,从而影响矫治方案的制订和正畸的疗效。

提示

对于牙体形态异常、牙根弯曲角度大的埋伏阻生畸形牙,应选择外科手术拔除。

## 26 不是智齿的埋伏阻生牙如何矫治?

矫治埋伏阻生牙涉及面较广,临床矫治大体可分为两类:助萌矫治法与牵引导萌矫治法。

助萌矫治法

对于有萌出能力的埋伏恒牙,往往因间隙(位置)不够,使得牙齿萌出受到阻碍。X线片示牙体形态正常,牙位基本正常,无病理征,根尖孔未完全形成。助萌矫治法是通过正畸方法或外科减数为埋伏牙提供有效间隙,让埋伏牙自然萌出的矫治方法。当牙冠萌出足够时,可常规矫治。

**牵引导萌矫治法**

此法针对已无萌出能力的埋伏牙及尚有萌出能力的异位牙,如近远中倾斜埋伏的上尖牙,牙体形态正常。

### 27  埋伏阻生牙矫治时要拔牙吗?

用通俗的话说,如果位置不够,肯定要有一个牙齿"下岗"。谁"下岗"?那就看哪颗牙齿留在口腔里更有作用、更美好。常用的方法如下。

**助萌矫治法**

总体设计不考虑减数矫治。推磨牙向远中也就是向后的方向:在固定正畸完成牙列排齐后,在第一双尖牙托槽与第一恒磨牙颊管间置镍钛螺旋推簧,拓展间隙。前牙段做整体支抗,必要时增加颌间牵引。此法常用于矫治埋伏的第二双尖牙。这种方法没有丝毫伤害。

局部开展间隙方法多用于上尖牙和上切牙的埋伏阻生。在埋伏牙两侧邻牙托槽间置镍钛螺旋推簧或开张型螺旋弹簧拓展间隙。这个方法也不会对牙齿造成伤害。

**减数矫治**

本法多用于尖牙或第二双尖牙的埋伏阻生。总体设计需减数矫治,一般多对称性拔除很少埋伏的第一双尖牙。

**牵引导萌矫治法**

对于较浅的黏膜、骨膜下的埋伏牙,局麻下在牙冠最易暴露的部位切一个口子,开窗后暴露牙面,直接粘接附件牵引。利用杠杆原理,顺阻力最小的地方牵引萌出。对于一些特殊的埋伏牙,国外一些学者采用内科螺旋固位钉钻入切缘釉质内作为牵引附件的方法,其操作简单。但操作不慎有可能损伤牙髓。

## 28 矫治时哪些情况需要拔牙？

**调整前牙中线，改善面部美观**

当前牙中线明显偏斜时，患者会感觉自己的嘴巴歪向一边，面部不对称。这种情况如果不拔牙矫治难以达到移动牙弓纠正中线的目的。这就是临床上往往遇到只有一颗牙在牙弓外面，其余的牙齿都排列整齐，但是不利于中线的调整，不得不再拔除对侧牙齿的原因。

**改善患者的面型**

有些患者虽然牙齿排列整齐或个别牙齿不齐，但是嘴巴很突或者门牙比较"翘"，这种情况采用拔牙矫治的方法能改善面型突出，使得比较前突的门牙向口腔内移动，得到比较好的治疗效果。

**调整𬌗关系**

一些患者属于上颌前突、下颌正常或下颌前突、上颌正常的情况，需要上、下牙齿移动来调整𬌗关系，往往需要拔牙来提供必要的间隙才能实现。

**解除拥挤，为牙列提供足够的间隙**

牙列拥挤是最常见的错𬌗畸形，约占错𬌗畸形的70%。一般而言，轻度拥挤不需要拔牙矫治，但中度和重度拥挤往往需要采用拔牙矫治的方法才能使错乱的牙齿排列整齐。就好像只有10个坑，却长出了11个萝卜，为了所有的萝卜能排列整齐，必须忍痛割爱拔掉一个萝卜。

## 29 拔牙后会留缝吗？需要镶牙吗？

矫治时拔牙矫正会不会留下缝隙，这是患者最担心的事。其实在正常情况下,每个牙都有一定的生理活动度以便能缓冲咀嚼压力,防止牙齿受伤。

在做矫正治疗时,牙齿松动度增加,这是正常反应。牙齿要移动,需要牙槽骨和牙周膜的重建,因为牙齿是靠牙周膜固定在牙槽骨里。牙齿矫正到正常位置停止移动后,牙齿能够通过自身的修复能力使牙周膜重新附着而变稳固,不会发生永久性损伤。矫治结束后,医生会把拔牙的空隙完全关闭。只要接受正畸医生正确的治疗和遵循医嘱,并不会造成牙齿的松动,也不会留有缝隙,更不需要镶牙了。

## 30 正畸治疗前需要做哪些检查?

正规的正畸治疗前需要做很多必要的检查,主要的检查有以下几类。

(1)口腔基本状况全面检查:包括颌骨形态、牙列、口腔卫生等检查。

(2)影像学检查:包括头颅侧位片和曲面断层片,个别患者还需要拍摄牙齿根尖片、锥形束 CT 片。根据这些材料判断患者牙齿是否健康,是否适合正畸治疗。影像学检查是诊断设计的重要依据。

(3)血液检查:包括检查乙肝、丙肝、HIV 抗原等,以防止患者间的交叉感染。

(4)取研究模型:医生通过模型测量分析患者错𬌗畸形的严重程度。此项是诊断设计的重要资料。

(5)拍摄照片:包括面部照片和牙齿照片。此项也是诊断设计的重要资料。

正规的正畸专科医生需要通过以上资料才能对患者做出准确、周密的设计方案。

**31  矫正治疗前拍全景片和侧位片有什么作用？**

全景片的作用

（1）观察有无牙根畸形和吸收，有无牙齿异位或阻生，以及牙齿发育情况（有无牙胚缺失、有无多生牙）。

（2）观察牙周基本状态，牙槽骨是否有吸收，以及颌骨基本形态。

（3）初步观察两侧的髁突是否对称，形态是否正常，骨皮质是否连续。

侧位片的作用

（1）可以通过颈椎骨形态判断颅面生长发育情况。

（2）通过头影测量对牙𬌗畸形、颅面畸形进行诊断分析，确定矫治设计。

（3）研究矫治过程中及矫治后的牙𬌗、颅面形态结构变化。

（4）有利于正颌外科的诊断和矫治设计。

（5）可以初步观察气道的宽窄和扁桃体肥大腺样体肥大的情况。


**32  矫正治疗时拍口内和面部影像的作用是什么？**

牙𬌗畸形患者拍摄口内和面部影像，是为了直观记录矫治前后及矫治过程中牙齿排列、𬌗关系及颜面部形态，为诊断、矫治设计、矫治过程中及矫治后效果评估提供形象化的资料，也是科学研究及论文发表的重要素材。拍摄前应征得患者或家长同意，签署同意书。


**33  X 线对人体有伤害吗？**

当患者尤其是儿童被要求拍摄 X 线片时人们常常担心的问题就是 X

线的辐射。医疗用的 X 线产生的辐射到底对人体有多大危害呢？一百多年前人类发现了 X 射线。其实放射性一直就存在于人类的生活中。人们受到的放射性照射大约有82%来自天然环境，大约有17%来自医疗诊断，而来自其他活动的大约只有1%。

X 线影像学是口腔疾病诊断的重要依据，医生常常需要患者拍摄根尖片、全景片、头侧片甚至锥形束 CT 片来辅助诊断，常用的口内片（牙片）辐射剂量相当于天然环境辐射天数的 0.6 ~ 4 天；曲面体层片（全景片）仅仅相当于天然环境辐射天数的 1 ~ 3 天；而锥形束 CT 辐射剂量大概是螺旋 CT 的十分之一，相当于天然环境辐射天数的 3 ~ 75 天。所以拍摄 X 线片完全不必恐惧与担忧。但在备孕期及妊娠期则需遵医嘱。

## 34　青少年正畸安全吗？

青少年正畸是很安全的。现代口腔正畸学研究揭示：正畸是通过轻力诱导牙齿移动，是一种缓慢的生物性改建过程，被移动的牙齿一侧牙槽骨吸收，另一侧牙槽骨新生重建，最终使矫正后的牙齿重新定位长稳。因此，接受正规的矫正治疗并不会对牙齿、牙周组织产生创伤。

正畸是一项十分精密的技术，对医生资质、技术水平、经验都有严格的要求。即使是口腔医学五年本科毕业生，没有经过正畸专业进修培训是不能从事正畸专业治疗工作的。正畸治疗每一个环节都很重要，其中最需要注意的就是正中殆的调整，也就是上下牙之间的关系是否合适。一些医生处理牙齿的排齐矫正是没有问题的。问题的关键是，牙齿的殆关系是否能处理得好。这是一项专业性更强的技术，不是每个正畸科医生都能处理好上、下牙齿的咬合关系。如果处理不好患者短时间可能没什么感觉，时间长了会对咀嚼与颞下颌关节功能产生带来很大的危害。比如造成颞下颌关节病，患者经常关节疼痛、张口受限、不能咀嚼等，影响正常生活。所以，牙齿矫正要选择正规专业的口腔医院及正畸专科。

### 35 矫正牙齿有什么副作用吗？

很多人都会担心矫正牙齿会有很多副作用，这个担心是正常的。事实真的是存在的。矫治对牙齿的影响有以下几点。

**对牙髓的影响**

在治疗初期，牙髓内产生轻度的、暂时性的炎症反应，表现为患者在加力的头几天内有疼痛或不适感。实验证明，这种影响没有临床意义，是可以逆转的。

**对牙根的影响**

矫治时，牙根表面也发生着吸收、增生这种重建活动。治疗后，牙根凭着自身修复能力而恢复正常，如果治疗中加力过大，速度过快，会增加牙根吸收的危险性。

**对牙槽骨高度的影响**

做过正畸治疗的患者，牙槽骨高度都会有少量的降低，这是由于戴矫治器使口腔卫生不易保持，增加了患牙龈炎的机会，对牙槽骨有一定的影响，在治疗完成后，牙槽骨不会再继续发生吸收，如果口腔卫生保持好，牙槽骨会逐渐恢复正常。

**对牙齿松动的影响**

在正常情况下，每个牙都有一定的生理动度以便能缓冲咀嚼压力，防止牙齿受到创伤。在做矫正治疗时，牙齿松动度增加，这是正常反应。牙齿要移动，需要牙槽骨和牙周膜的重建，因为牙齿是靠牙周膜固定在牙槽骨里的，这样牙齿就会变松动。但牙齿矫正到正常位置停止移动后，牙齿能够通过自身的修复能力使牙周膜重新附着而变稳固，不会发生永久性损伤。如果临床上发现牙齿松动度太大,应暂停加力,让其恢复一段时间后再继续加力。

**对颞颌关节的影响**

矫正治疗改变了原来的殆关系,也就改变了关节的位置,有可能导致颞下颌关节病。

做矫正治疗既要达到治疗效果,又要使牙齿的移动尽量接近生理状态,这也是做正畸治疗的疗程较长的缘故,但这样对口腔组织的健康有好处。

另外还要提醒大家注意的是,正畸治疗必须由正畸专科医生进行,一知半解就盲目给患者矫治会造成一些意想不到的严重后果。在这方面有很多沉痛教训。

### 36  牙齿为什么能移动?

牙齿能够在坚硬的颌骨里面移动。特别是拔除牙齿后,余留将近一指宽的间隙,前牙和后牙要并拢,需要移动相对较长的一段距离。牙齿移动这么多,对口腔健康有什么影响吗?老年时牙齿会不会容易脱落?下面简单了解一下矫正过程中牙齿移动的原理。

张嘴所见的白色的牙的部分叫牙冠,牙冠以下的部分埋在组织里是牙根。在牙冠与牙根之间部分叫牙颈。口腔黏膜下牙根周围包绕的是牙槽骨。牙就是在如此厚实的牙槽骨中移动。

牙齿开始做正畸治疗时,就有持续而柔和的力加到牙上。此时的牙齿周围就像一个小工地,力量所指的方向为前方,前方不断地"拆"(骨质吸收,旧骨溶解),后方不断地"建"(骨质沉积,新骨形成),牙就一点一点移动了。可以看出,牙的移动不是简单的机械过程,更主要是一个代谢过程。牙齿始终保持完整,始终有骨窝环绕支持,始终有血液循环有养料氧气供应,牙的寿命是不会受影响的。老年时掉不掉牙,取决于牙齿保护得怎么样,没有龋齿、牙周炎的牙齿可以伴随终生。牙齿与牙槽骨之间并不是紧紧地连在一起,它们之间有一层絮状的富含细胞和液体的膜叫"牙周膜",有许许多多悬吊牙齿的微小韧带。

正畸治疗的牙刚刚开始受力时,运动方向前方的牙周膜受挤压,患者会感到牙根有轻微的酸痛,旧骨的吸收给牙齿创造了前进的空间,两三天以后,疼痛一般均能自行缓解。正畸时患者只是在每次加力后的一段时间内有一些轻微的疼痛。牙齿有修复能力使牙周膜重新附着而变稳固,不会发生永久性损伤。

如果正畸时施力过大,患者会感到延续多日难以缓解的剧痛,受挤压的牙周膜血循环受阻,发生局部坏死,牙齿的运动也陷入暂时停顿的状态。这是一味追求快而加力过大。正畸结束时可看到个别牙根有些外吸收。这是正畸医生要竭力避免的。加力过大、过快会导致颞下颌关节病。

牙齿、颌骨的改变是渐进的。因此正畸疗程漫长,时间一般以年为单位,大多数拔牙矫治的错殆畸形都需要 2 年左右的矫治时间。准确地说,正畸医生不仅仅是在移动牙齿,同时也是在改变颌面部的不协调。

## 37  拔牙后牙齿会松动吗?

·答案是不会松动。

正畸时,很多家长不愿意孩子接受拔牙手术,他们担心,拔掉一颗牙齿后会影响口腔中其他的好牙。民间误认为:拔一颗牙,会引起全口牙齿松动。

正常情况下,牙齿的牙根完全埋在牙槽骨中,大概占整个牙齿长度的 2/3,因此牙齿在口腔中是非常稳固的。

牙齿生长在牙槽骨里、固定在牙槽窝中,通过牙周膜粘连在牙槽骨中。

牙周膜由致密的纤维结缔组织构成,内含神经、血管、淋巴和上皮细胞,纤维的一端埋于牙骨质内,另一端则埋于牙槽窝骨壁里,使牙齿固位于牙槽窝内;牙周膜厚度为 0.15～0.38mm,围绕在牙根部周围并连接牙根和牙槽骨,它同牙龈的结缔组织相延续。牙周膜具有一定的弹性和韧性,使得牙齿在行使咀嚼功能时有一定的活动度,可以很大程度地避免牙齿在遇到外力的时候受到伤害,有利于牙髓的血液循环的调节作用,这种生理性活动度在各个方向为 0.5～1mm。

当牙根周围的牙槽骨因为某些外力或病理性原因被吸收后,牙齿便会开始出现不同程度的松动,这种松动才是病理性的。牙槽骨被吸收越多,牙齿松动就越厉害;当牙槽骨绝大部分或完全被吸收时,牙齿便会脱落。

每个牙齿都是通过独立的牙周膜结构与牙槽骨相连,"一个萝卜一个坑",一般正常情况下与邻牙仅仅是牙冠接触的关系。拔牙只是使我们要拔除的这颗牙的牙周膜断裂,与牙槽骨分开,而其他牙齿仍然与牙槽骨连接完好。如果其他牙齿的牙周情况良好,一般来说,拔牙后,其他牙如果没有受到意外损伤是不会松动的。

如果拔牙后,长期不进行镶牙修复缺失部位,缺牙区两侧的牙齿就会向缺牙区倾倒,缺牙区的对𬌗牙齿就很容易伸长,可导致上、下牙齿之间的咬合关系变动而使咀嚼功能下降。如果是智齿或最后一个牙齿拔除后,由于牙齿排列的关系,一般不会引起其他牙齿的松动及向后倾斜,如果不影响咀嚼功能的话,这个时候可以考虑不进行镶牙修复。

## 38  拔牙后有些牙齿为什么会松动脱落?

严格来说,拔牙与周边牙齿松动没有明确的因果关系。如果出现松动大致有以下原因。

(1)这一部分患者可能本身就患有慢性牙周疾病。牙周疾病是一类以牙槽骨破坏、牙齿松动为主要特征的牙齿疾病,患者会有牙齿松动的现象,只不过平常牙周疾病的症状不是很明显、不是很突出。当拔除一个患牙后,其他不是特别松动的牙齿就显得松动了,这好比事物的主要矛盾解决了,次要矛盾自然而然就上升到主要矛盾了。

(2)患有严重牙周炎时,若只拔除其中牙周问题最严重的一颗牙而对邻牙不进行任何处理,那么邻牙不仅支持组织不足以承担日常的咀嚼力,还要承受被拔除患牙的部分咀嚼功能而负担增加,则可能会导致牙齿的松动或松动度加大。

(3)拔牙后的缺牙间隙如果不及时做义齿修复有可能会造成牙齿松动,这是由于缺牙间隙长期不修复,邻牙在咀嚼力的作用下会向失牙区域倾斜,不仅会引起牙间隙加宽造成食物嵌塞,也改变了上、下牙之间的咬合关系,很容易发生咬合创伤并引发牙齿松动,这和日常生活中所说的"对不齐的石磨子磨损快,对不好的齿轮容易出问题"是一样的道理。

(4)在牙齿矫正治疗过程中,牙周膜、牙槽骨等结构会发生相应的改建,部分患者会出现一定程度的牙齿松动、酸胀不适、咀嚼无力等现象,这都是矫正治疗过程中的正常反应,并不是由于正畸拔牙引起的。这些现象在矫正治疗结束、牙槽骨改建完成后就会消失,牙齿会逐步恢复正常。

(5)医生由于技术水平因素,在拔牙时不慎破坏了邻牙的牙槽骨,从而使邻牙松动。在正规医院这种情况极少见。

（6）拔除倾斜、拥挤的智齿或阻生牙时可能会引起邻牙的暂时松动，这是由于倾斜、拥挤的智齿或阻生牙的压迫作用，因此邻近磨牙根部的牙槽骨已经吸收，在拔牙创口愈合后，这类牙齿的松动一般很快就能恢复。尤其要注意的是对于这一类的智齿或阻生牙我们一定要及早拔除，以免引起后患（导致的结果是智齿最终还是要拔除，前面的磨牙也已经被破坏）。

综上所述，大家没有必要担心拔牙后会出现其他牙齿松动的情况。正规的医院、受过正规教育的医生、正确的拔牙操作治疗是不会造成口腔中余留牙齿松动的，需要提醒的是：拔牙后应当及时做好缺失部位的修复。

## 39  正畸后脸型会变尖吗？

牙齿正畸对人的容貌影响很大，一些人颜面不美观是因口腔内的牙齿畸形所致。如老年人在失去全口牙后，唇角塌陷，瘪腮，说明牙齿的位置可以决定嘴唇的突度和面部的高度。一些患者咬合很深，就是深覆𬌗，这些人的面下 1/3 的高度往往不足，下唇和颏部之间还往往有一道横向的皮肤皱褶，这类患者中严重的称为短面综合征。相反，还有一类患者，面下 1/3 的高度显得过长，以至于整个面部都显得较长，称之为长面综合征。有些人的前牙过于前翘，俗称"龅牙"，这些"龅牙"将嘴唇向前顶，使得侧貌前突，且上唇和下唇难于闭合。而有些人的前牙过于内倾，嘴角塌陷，则显得老态。

牙齿正畸可以去除因牙齿因素导致的面容缺陷，还可以在一定程度上修正因颌骨发育导致的一些容貌问题。例如医生在制订矫正治疗方案时对短面型患者会尽量恢复正常高度，对长面型者则不需要；对上唇短者考虑压低上前牙以美化笑线；对唇形外突者则想办法将前牙内收。

## 40 正畸后颧骨会变高吗?

在临床上经常碰到患者拔除 4 个双尖牙后出现颧骨变高的情况。单纯的前牙往前龇,但上颌不丰满的情况也不建议拔除双尖牙[犬牙(或称虎牙)后面的牙],因为拔牙实际上对脸型影响非常大。成人牙齿正畸以改善咬合和牙列拥挤为目的,也就是说以牙齿健康为目的,正畸后牙周情况会明显改善,牙齿会更健康。

成人面型的改善,与拔牙部位有关系,如果是拔 4 个双尖牙,容易造成颧骨高、上唇后缩。例如一位患者是深覆𬌗、小下颌面型,两个上 1 外翻扭转,两侧尖牙根尖区比较瘪,微笑时鼻唇沟过深,远中𬌗。她上牙做了烤瓷冠。这种脸型不适合拔双尖牙。

需要拔双尖牙的情况如下:上颌尖牙根尖区丰满,即面中 1/3 前突,上双尖牙根尖区丰满,拔除双尖牙后口角后缩,正好减少了面中 1/3 的凸度;还有前牙过度拥挤无法靠扩大牙弓、减径来解除前牙拥挤的只能拔除双尖牙。所以,正畸时如何拔牙是有学问的,是要思考的。

## 41 正畸会影响备孕吗?

正畸本身与怀孕并无直接关系,但正畸对怀孕有以下不利的地方。

(1)疼痛:可能由轻微的刺激所致。

(2)妊娠期龈炎:可能由妊娠期激素变化所致,牙龈在矫治力的刺激下特别容易增生。

(3)影响营养补充:矫治期间须限制食物种类,不利于营养的均衡摄入。

虽然怀孕并不是正畸的禁忌证,但是在正畸过程中建议避免怀孕。

## 42　佩戴矫治器会影响正常生活吗?

刚刚佩戴矫治器时,患者可能不太适应,敏感的患者可以选择正畸专用的黏膜保护蜡,保持口腔舒适,过几天就会习惯。进食时,动作要轻,尽量避免食用粗硬的食物,以免造成托槽脱落。注意不要用手指触摸牙面上的矫治装置。此外,患者可以放心地从事各种日常活动。

## 43　矫正牙齿会影响孩子的生长发育吗?

小孩子矫正牙齿对牙齿的发育有影响吗? 研究揭示:牙齿矫正是通过轻力诱导牙齿移动,是一种缓慢的生物性改建过程,被移动的牙齿一侧牙槽骨被吸收,另一侧牙槽骨新生重建,最终使矫正后的牙齿重新定位长稳。因此,接受正规的矫正治疗不会对牙齿、牙周组织产生创伤。

12 岁左右是进行儿童牙齿矫正的最佳年龄。此时患儿的颌面部发育仍处于生长发育的快速期,而牙齿矫正也需要利用颌面部生长发育的潜力,以确保牙齿移动及牙槽骨改建的效率达到最佳状态,从而取得完美的矫正效果。矫正牙齿并不会对孩子生长发育产生不利影响。

## 44　矫正牙齿可以瘦脸或改变脸型吗?

矫正牙齿使牙齿移动,尤其是使前牙位置发生改变,附近的牙槽骨也发生一定程度的改建,嘴唇的前后位置和唇齿关系也会改变,因此带来鼻子以下面部的容貌变化,而不会带来面部宽度或其他面部的变化。所以,要正确看待矫正治疗的效果。

### 45　嘴唇突可以通过矫正牙齿改变吗?

生活中常常可以遇到一部分患者,因为嘴唇无法闭合或者往外突出影响美观而要求矫正牙齿,这时患者通常会问医生,矫正牙齿后嘴唇突能改变吗? 能改变多少?

嘴唇突大体上可以分为三种情况。

(1)前牙唇倾,也就是俗称的"飘牙",主要是因为牙齿长轴唇倾显得嘴唇往外突出。

(2)牙槽骨前突,这类型的患者牙轴是直立的,主要是由于牙槽骨过度向前发育而引起嘴唇突出。

(3)牙槽骨前突和前牙唇倾,二者皆有。

对于以上三种突嘴唇来说,能通过矫治达到良好矫治效果的是第一种,也就是单纯的前牙唇倾引起的嘴唇突。因为矫治能改变最多的就是牙齿,通过直立牙轴来达到正常的唇倾度,同时嘴唇也会相应地内收,达到改变脸型的目的。而对于第二和第三种由骨性因素引起的前突则需要结合外科手段,通过正畸-外科联合治疗才能达到良好的面型效果,单纯的矫正治疗的改善作用不大。

### 46　牙齿矫正为什么不仅仅能解决牙齿问题?

牙齿可以通过外力移动,而颌骨是一块整体,外力是无法移动的。所以,牙齿矫正只能解决牙齿问题。唇齿相依,解决了牙齿问题,继而能改变嘴唇的前后位置带来侧面观软组织突度的变化,唇齿关系的变化还可以带来微笑的美学变化。所以,牙齿矫正不单单能解决牙齿问题,还可在很大程度上带来容貌的改变,甚至收获意想不到的类似整容的效果。

## 47 牙齿矫正只是为了美观吗?

很多年轻人矫正牙齿单纯是为了获得牙齿整齐与容貌的美观。对于一位正畸科医生来说,矫正的功效不仅限于此,还包括使咀嚼功能正常,预防颞下颌关节病,最终达到口腔健康的目的。具体包括以下三点。

(1)牙齿能正常有效地发挥咀嚼作用。

(2)整齐的牙齿更易被清洁,有利于牙齿和牙周组织的健康。

(3)获得理想的咬合关系,改善咀嚼功能,减少患颞下颌关节病的可能性。

完美的矫正治疗是达到健康、美观和口腔咀嚼功能长期稳定的和谐统一。

## 48 矫正治疗的疗程要多久?

目前牙齿矫治的方法主要有两种。一种是机械性矫治,主要依靠机械的力量,经器械本身或附件产生一种力量,推动牙齿和牙齿周围组织,产生组织的改建,达到牙齿排列到理想位置的目的。另一种是功能性矫治,通过使用特殊的矫治器,以加强口腔各部位肌肉的功能,使口腔的外部形态、内部结构及各组织之间的位置逐渐趋于正常。

牙齿矫正治疗的时间根据治疗者的年龄不同会有所差异,儿童比较快,一般需要 1.5~2 年。简单矫正治疗可能只需要几个月。另外,需要拔牙的治疗比不需要拔牙的治疗时间要长一些。复杂畸形的矫治比简单畸形的矫治时间要长。骨骼畸形的矫治比单纯牙性畸形的矫治时间要长。每个人的情况不一样,治疗方案要具体情况具体分析,治疗时间上也要具体情况具体分析。

一句话,不能急于求成,不能操之过急。

## 49 矫正治疗的基本流程是什么?

### 初诊检查,咨询治疗

提前预约初诊时间。挂当日口腔正畸科的初诊号,医生会讲述病情、可能的矫治方法、大致的疗程、费用,安排检查时间。

### 常规检查

一般情况下,这一步与上一步可以同一天进行。就诊时间为 1~2 个小时,包括:初步口腔检查、咬牙模存档、影像学检查、拍照片、预约下次诊疗时间。

### 确定治疗方案

本次就诊时间约为 30 分钟,包括以下内容。

(1)医生分析测量牙模,查阅 X 线片等资料,从最佳治疗效果角度设计出一个或多个适合的治疗方案。患者可以依据自己的条件和要求,与医生确定出一个最终的治疗方案。

(2)治疗方案确定后,患者或其监护人签字同意。

(3)确定治疗费用以及所选矫治器的种类、费用,患者或其监护人签字同意。

(4)预约下次就诊时间。

### 戴矫治器

本次就诊时间为 2~3 小时,包括以下内容。

（1）医生根据患者情况分一次或多次将矫治器安装在牙齿上。

（2）医生告知患者矫治器的使用方法、口腔卫生注意事项。

（3）预约下次就诊时间。

**定期复诊**

按照预约时间定期（一般4～6周一次）到医生处复诊，时间约为0.5小时，包括以下内容。

（1）医生检查口腔矫治器情况以及治疗进展，依据病情进行下一步治疗。

（2）患者积极配合。

（3）预约下次复诊时间。

**拆除矫治器**

本次就诊需要2小时。经过漫长的治疗过程，达到了预期治疗效果，即可拆除矫治器，大部分患者开始戴用保持器。

（1）拆除口内矫治器。

（2）咬牙模。

（3）拍X线片。

（4）设计、制作保持器。

（5）预约戴保持器的时间，医生告知注意事项。

**戴用保持器期间复查**

每3个月至半年应复查一次。

常规检查的时间一般为1个月、3个月、6个月、1年。

### 50  矫正治疗需要多少费用？

矫正治疗的费用由以下情况决定：病情的复杂程度、患者的年龄、选用矫治器的类型、疗程的长短。由于每个患者的病情不同,所以费用因人而异。另外矫正治疗的费用还存在地区差异。在北京、上海、深圳等经济较发达的城市,传统托槽矫正治疗费用大概为 2 万到 3 万元,而在中西部等地区则在 1 万元左右;而无托槽隐形矫治费用大概是传统托槽矫治费用的 2 ~ 3 倍。

### 51 如何选择医院?

面对街头巷尾的"牙科诊所""口腔医院",该如何选择好医院、好医生呢? 有没有什么标准呢?

(1)看医院资质。看医院的资质主要是看该医院是否具备国家认证的营业资质和相关证件,这是口腔医院服务顾客的最基本要求。还要看医院是否开展正畸的业务。

(2)看医院规模。选择专业正规的口腔医院,还要看医院的规模,一个专科口腔医院的规模,一方面代表了医院的实力,另一方面也能以此作为参考依据推测出医院的就诊量及经营理念。消费者选择规模较大的医院,通常牙齿矫正治疗的成功率会较高。

(3)看医生资质。要了解医生的专业背景,关注他们的毕业学校、进修医院、行医经验等。

(4)看材料设备。材料是影响口腔诊疗的一个重要因素,好材料不仅能让牙齿美观舒适,而且效果更长久。劣质材料不仅影响牙齿外观的整体效果,其含有的有害物质也会给口腔健康带来很大隐患。消费者在选用材料时,还需辨别材料的真伪,仔细查看防伪标签,谨防个别厂家以次充好、以假乱真。

(5)看病例的治疗效果。医生的诊疗病例是医生技术的体现,有条件的消费者,可了解以往正畸者的评价以及病例效果。

(6)看消毒流程。在口腔诊疗过程中,消费者极容易因为消毒不彻底而造成口腔细菌感染,引起更严重的问题。所以务必重视口腔医院有无正规的消毒器械和消毒流程。

## 52 如何选择医生?

口腔医学划分为不同专业,只有研究生阶段才能系统学习正畸专业、接受规范的专业培训、在培训中不断实践。所以口腔其他专业的医生不能进行正畸专业治疗,而必须由正畸专科医生来做。

选医生的标准一是有研究生学历;二是有正畸进修的经验。也就是说,对这位医生的最低要求是从事过正畸专业训练。

选对医院、选对医生是对自己负责。可以说,选择对了医院、医生,牙齿矫正就成功了一半。选择好了,就要认真配合医生,不理解的可以咨询。在矫正治疗的过程中,医生有自己的安排,患者也许会出现暂时的新的牙齿错乱,其实有的时候这是治疗的需要。记住专业与质量是第一位的。

## 53 如何选择牙套?

当医生为患者做完详细的正畸分析诊断及正畸设计后,患者随即面临一个选择牙套——矫治器的问题。面对各式各样的矫治器,患者该如何选择呢?

各类矫治器有其适应证,具体到每一位患者适用哪一种矫治器,正畸科医生会根据患者的年龄、牙殆畸形的性质和严重程度进行选择。

目前国内常用的固定矫治器种类繁多，主要可分为以下几大类。

**普通金属托槽**(图 14)

优点：价格便宜,适用范围广。

缺点：佩戴后影响美观。

**金属自锁托槽**

优点：矫正治疗时间短,弓丝与牙齿的摩擦较小。

缺点：价格偏高,美观度较差。

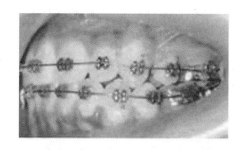
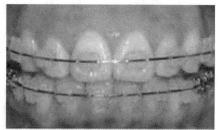
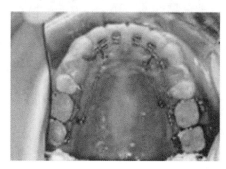
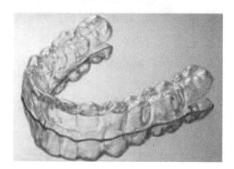

图 14　金属托槽

**陶瓷托槽**

优点：采用陶瓷透明托槽,美观,不容易被发现;托槽抗张强度高。

缺点：陶瓷对于弓丝的摩阻力显著高于金属,要相应地延长矫治时间。

**舌侧隐形托槽**

优点:舌侧隐形矫治器佩戴在牙齿的内侧,从外观上完全看不到托槽钢丝,并且不需要担心牙齿表面的脱钙现象。

缺点:初戴舌侧隐形托槽时舌头异物感明显,口腔很难清洁,费用太高器。

**无托槽隐形矫治器**

优点:有以下方面。

(1)精细。无托槽隐形矫治器全程数字化设计,在矫正治疗初始就可以通过 3D 动画看到牙齿移动的全过程,矫正治疗目标明确。

(2)美观。无托槽隐形矫治器几乎完全隐形。在外人毫无察觉中完成牙齿矫正,解决了许多患者对矫治过程的美观的顾虑。

(3)舒适。无托槽隐形矫治器由于没有传统意义上的托槽、钢丝等装置,矫正治疗过程不再痛苦。其对牙周组织的刺激及不适感较低。

(4)方便。其可自行摘戴,不影响社交、进食、运动等。同时复诊次数较少,节约时间。

(5)清洁。矫治器容易拆卸,所以很容易清洁,口腔卫生容易维护,不必担心牙龈炎及牙齿脱矿、变色等问题。

缺点:对佩戴时间要求高,并且要求患者配合咬胶,如患者配合不佳,矫治周期将延长。

## 54 正畸治疗前需要做哪些准备?

**控制牙周炎**

患有严重的牙周炎者要做正畸治疗,一定要先治疗牙周炎,之后再进行治疗,否则严重者可能导致全部的牙齿都松动脱落。医生提醒:正畸治疗不可操之过急。

### 系统的体检

在正畸治疗之前应当做系统的健康检查。对于患牙周炎、龋齿的患者,必须先进行牙周炎治疗再进行矫正。而患全身性疾病者(如甲亢、糖尿病、结核病、精神病等)一般不宜做正畸治疗,严重营养不良者和孕期妇女也不宜做正畸治疗。

### 治疗好龋齿

正畸治疗前还需要对龋齿进行治疗。不整齐的牙齿本身很难清洁,在接受正畸治疗之前,有很多患者已经有了龋齿,因此需要格外注意,要早发现、早治疗。有些龋坏严重的牙齿治疗后还需要恢复一段时间才能进行牙齿的移动,所以更需提前治疗。

### 维持口腔局部健康

口腔局部的健康对牙齿的矫正治疗很重要。戴用固定矫治器的患者要特别注意口腔卫生。早、中、晚及进食后都必须刷牙,要把牙齿上的软垢及留存的食物残渣仔细刷干净,否则易造成牙龈炎、牙周炎、牙齿脱钙及龋齿而影响矫治的进行。

提示:戴牙套前要洁治牙齿。因为牙套会影响牙齿表面的清洁,如果维护不好口腔卫生,牙周的问题就会出现,如牙龈出血、红肿、牙龈肥大、口腔异味等。如果牙周的问题越来越严重,医生就只能停止矫治,先进行牙周问题的治疗,等待康复后才能进行矫治。这样就会延长矫治的时间,患者承受的痛苦也更多。因此,建议患者在进行矫治前,对牙周问题进行治疗,这样能够避免很多麻烦。

## 55 什么是隐形矫治?

传统牙䶞畸形的矫治器是在牙齿上粘贴被称为托槽的小铁片,将矫正弓丝结扎固定上去,使牙齿发生移动,达到矫正的目的。由于牙齿上面有很多矫正装置,给人"铁嘴钢牙"的感觉。如果口腔卫生维护不好,可能造成牙龈炎症及牙齿脱矿、变色等口腔问题,从而使不少患者,特别是成人患者望"矫治"而生畏。于是,隐形矫治就应运而生了。

隐形矫治即采用无托槽隐形矫治技术,在无钢丝、无托槽的状态下矫治,让其他人看不见患者带了牙套,不影响美观,可自行戴取(图15)。某些情况下,可在几个牙齿上粘接透明的小扣子,称之为附件,有些附件是为了帮助牙齿移动,有些附件是为了固位矫治器。

无托槽隐形矫治技术是借助先进的层析扫描技术将获得的牙殆石膏模型进行三维数据录入,进行模型的三维重建;重建后的数字化模型可直接在计算机上进行各个方位的旋转观测、放大缩小,可对牙齿、牙弓、基骨等项目进行自动测量。在此基础上,结合可视化三维图像处理及三维激光快速成形技术,模拟临床矫治设计和牙齿的移动方式与步骤,进行可视化三维牙殆畸形的矫治,并将每个矫治阶段的三维牙殆模型进行三维快速激光成形,再在成形的树脂模型上压制每个阶段的透明隐形矫治器。

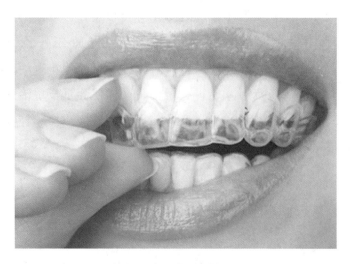

图15 无托槽隐形矫治

## 56 隐形矫治只能矫治特别简单的病例吗？

事实不是这样的。

目前很多复杂的病例（如需要拔牙的病例）也能采取隐形矫治。其适应证已经扩大到一般错𬌗畸形的80%左右。

## 57 矫治器厂家或全科医生可以开展隐形矫治吗？

不可以。

隐形矫治器厂家只能提供产品，不能进行诊断，不能代替医生。隐形矫治器厂家所做的工作更像是加工矫治器或者保持器的技工室。隐形矫治与固定矫治一样，如果缺乏理论基础和实践经验，很容易出现问题。所以有一定正畸理论基础和经验的口腔正畸科医生才能开展治疗。

## 58 隐形矫治的疗程会更长吗？

实际上牙齿在适合的力的作用下移动的速度，无论在使用哪种矫治器的情况下都差不多。但是仍有患者会觉得隐形矫治的时间比较长，其中原因有以下几点。

（1）隐形矫治器需定制，有1~2个月的制作时间。

（2）患者能自行摘戴隐形矫治器，而成人患者经常有聚餐等活动，或因工作忙忘记戴用，从而影响戴用时间，有时候还会丢失矫治器，这些都会延长疗程。

隐形矫治舒适度高，故患者常为了一点细节的调整而不在意多戴几个月。

## 59 隐形矫治时牙齿会痛吗？

隐形矫治根据每个患者牙齿移动的情况会设计不同副数的牙套,使用每副牙套时牙齿都会有很少量的移动,全程采用轻力矫正。患者在佩戴每副牙套治疗的两三天内会有轻微疼痛,其他时候牙齿通常并无疼痛感。

## 60 隐形矫治产品是选择进口的还是国产的？

隐形矫治产品目前市场上有进口的(如隐适美)、国产的(如 Smartee 正雅和时代天使)。无论哪种产品,在矫治原理、使用材料、制作工艺、外观等方面并无较大差异,患者可结合自身情况,选择适合自己的、性价比较高的产品。

## 61 隐形矫治需要每月复诊吗？

患者通常需要每 1 ~ 2 个月复诊一次,以便按照设计的时间表片切、黏附附件。重要的是医生会在复诊时检查牙齿的反应是否与软件设计的一致,对患者出现的问题进行指导。长时间不复诊可能导致矫治失败。如果感觉矫治器没"劲"了,可以换下一个矫治器。通常不到一周的时间牙齿就会有移动。隐形矫治器比较灵活,如果没有必需的操作,患者配合良好、反应正常,医生也可能给予患者 2 ~ 3 个月甚至更长时间的矫治,达到"远程治疗"的效果。

## 62 成年人矫治周期为什么会更长？

（1）多数成年人患有程度不等的口腔疾病，例如成年人的龋患率明显高于儿童及青少年，并且多数成年人还患有牙周疾患，口内不良修复物、缺牙、残冠、残根也比较多见，磨耗及颞下颌关节紊乱的症状也不少见，加之成人生长发育已经停止及成人相对复杂的社会心理因素，使得成年人正畸比青少年正畸更为困难。

（2）成年人生长发育已经停止，骨代谢及牙槽骨改建比较缓慢，牙齿移动速度相对缓慢，所需要的矫治时间相对较长，对颌骨进行矫形的治疗收效甚微。

## 63 无托槽隐形矫治器会造成后牙开𬌗吗？

临床有报道隐形矫正治疗中出现后牙开𬌗的情况，有的医生认为无托槽隐形矫治器的𬌗面厚度是造成开𬌗的原因，这是错误的。实际上人在息止𬌗位时，后牙有一定的间隙，而隐形矫治器厚度加起来不到1.5mm，不足以产生压低后牙的压力。

出现开𬌗实际上主要是医生的原因。

（1）检查模拟方案过于草率，在技师模拟方案中后牙只有点接触的情况下就同意方案了，造成实际后牙移动不到位。

（2）前牙压低不够，造成前牙早接触，会出现后牙开𬌗。

（3）拔牙后牙控根移动不够，造成支抗丢失，末端磨牙远中点接触，其余后牙开𬌗。

所以进行隐形矫治同样需要医生具有一定的正畸专业知识。

## 64  正畸会有副作用吗?

正畸不同于一般的打针吃药,它主要是根据牙槽骨的可再生性和可塑性,依靠戴在牙齿上的矫治器,对牙齿施加适当的生物力,使受压一侧的牙槽骨被吸收,另一侧的牙槽骨再生,所以在矫正的过程中牙齿会产生生理性活动度,从而使牙齿移动到新的位置。牙齿停止受力就会恢复到矫正前的稳固程度,一般不会有副作用。

## 65  矫正治疗前为什么要取记存模型?

记存模型是矫治前、矫治过程中某些阶段及矫治完成后对患者牙𬌗状况的记录,用于研究诊断、确定设计方案及进行疗效对比,因此一定要准确、清晰,不仅要包括牙齿、牙弓,而且要能清晰显示基骨、前庭部、移行皱襞、腭盖、系带等部分。

## 66  拔牙后多久可以带牙套?

一般正畸治疗之初会根据需要拔除牙齿,拔牙后 3～7 天伤口初步愈合就可进行牙套粘贴。

有些定制的牙套在使用时要等到定制牙套快生产好了才能开始拔牙,以防止过早拔牙,牙齿少量移位,影响定制的牙套的就位。还有一种情况是牙齿本身很整齐,拔牙矫治只是为了内收前牙改变突面型,有的医生会习惯先上牙套,等到牙齿开始内收时再拔牙,因为拔牙创口未完全愈合时加力内收,牙齿移动速度会更快,而且治疗中期拔牙可以防止拔牙间隙处,后牙前移造成的支抗丢失。医生会根据患者个人的情况决定一次粘贴全口牙套还是先粘贴上颌或下颌托槽,并确定是全口牙位粘贴托槽还是部分牙位粘贴托槽。

## 67 复诊间隔时间是多久? 可以提前或推后吗?

经常会有患者问:我能不能一周来一次,这样就能在几个月之内把牙齿矫正过来了。其实这是一种错误的观念。正畸中复诊时间的长短并不是由医生随意定的,它是根据正畸学、口腔基础学科及其他学科的研究成果得出的。复诊周期过长会导致疗程过长,但周期太短的话,则可能会造成牙齿无法完成正常的生理性改建,从而造成牙齿在新的位置上无法稳固,最终可能造成牙根吸收及牙齿松动脱落。复诊的间隔时间依据矫治器种类的不同而有较大差异。使用活动矫治器一般2~3周复诊一次;使用固定矫治器一般4~6周复诊一次。对于某些特殊的矫治器,医生可能会有自己的复诊时间安排,这需要患者与医生具体沟通。

## 68 缩短复诊间隔会加快矫治进程吗?

牙齿移动是缓慢的生理性移动,平均一个月最多移动1mm。如果因为着急,频繁复诊,牙齿和牙周组织失去了休整的时间,就可能带来不可逆的不良后果。牙齿矫正不能拔苗助长,必须尊重生理规律。

## 69 戴牙套前需要分牙吗?

磨牙的矫治器,即牙套,分为两种:直接黏结的称为颊面管,铁环式包绕住牙冠的称为带环。前者不用分牙,后者需要分牙处理。

分牙是戴全口矫治器之前的预备工作。方法有橡皮圈分牙法、弹簧分牙法、铜丝分牙法，都是常见的正畸分牙方法，比较安全，不会对身体产生伤害。

分牙是指在相邻牙齿的间隙里放入弹性橡皮圈（或分牙簧），目的是使相邻的牙间隙（牙缝）变大，为带环的戴入做准备。医生把分牙的弹性橡皮圈（或分牙簧）放在患者大牙（通常是 6 号牙）的两侧，经过 5～7 天就可在 6 号牙两侧获得微小间隙。医生给 6 号牙套上带环，在带环上焊接一个颊面管，这个颊面管是穿钢丝的。

分牙的过程通常会有些许不适，类似吃东西时塞牙的感觉，可能伴有胀痛感，一般 1～3 天缓解。分牙通常需要 3～7 天的时间，医生会根据每个患者的情况来判断是否需要分牙。

为了规避风险，选择医院和医生需要谨慎。

## 70  用牙套固定后，为什么咀嚼食物时需注意？

固定矫治器（即牙套）的带环和托槽是用黏合剂黏合在牙齿上的，其黏合强度不是无限的，受过大外力就可能松脱。因此患者应在矫治阶段注意咀嚼食物的力度，避免啃咬坚硬的食物（如排骨、坚果等），也不要吃黏性大的食物。苹果一类的水果也要切成片再吃。

只有维持矫治器不损坏，疗效才能充分发挥，并可缩短疗程，减少矫治费用。

## 71  正畸过程中常见的不适有哪些？

正畸治疗出现的不适，主要是患者对矫治器产生的异物感不适应。其表现为：初期由于矫治器对口腔黏膜的摩擦，少数患者会出现口腔溃疡；牙齿会有轻度疼痛、酸胀等不舒服的感觉，部分比较敏感的患者在加力弓丝扎上后的最初 3 天就会出现牙齿轻微疼痛，这是正常现象，需要一段时间的适应过程。怎样消除矫治初期产生的不适呢？可采用以下措施减轻症状。

（1）上矫治器时，在矫治器的表面涂一层保护蜡，可避免口腔溃疡的发生。

（2）刚戴上矫治器后疼痛明显的患者，可口服芬必得等止痛药，尽量吃较软的食物，一般 1 周左右症状就会消失。

（3）刚调整完牙齿时，可咀嚼无糖口香糖，使牙周韧带血流量增加，缓解疼痛。

（4）牙齿在不适时，不要咀嚼过硬的食物，以免疼痛加剧。

（5）经常保持牙齿清洁卫生，减少酸性物质的堆积可以降低牙齿移动时的不适。牙齿移动时力量不会很大，大部分矫正牙齿产生的不舒服都在可承受的范围内，若有特殊不适应及时复诊。

## 72　为什么复诊完牙齿会疼痛？

在对错𬌗畸形的矫治中常会出现牙齿疼痛。疼痛是正畸治疗中经常发生的现象。牙齿疼痛一般出现在初戴矫治器、换置新弓形丝以及加力之后的 1～3 天。因为，此时牙齿受到了外力的作用，牙周膜一侧受压，血流速度发生了改变，从而产生了一些可提高痛觉感受的物质，如组织胺、5 - 羟色胺等，使人们产生了痛觉，这些疼痛是人体对矫治器和外力刺激的一种正常的反应。随后这些化学物质可自行分解而减少，疼痛的感觉就会逐渐减轻。因此，正畸治疗中牙齿疼痛是间断性的，是可以承受的，一般不会影响治疗。

如果患者疼痛剧烈且不缓解，就必须及时去医院重新调整矫治力。对于一些特别敏感的患者，可以采取预防性措施减轻疼痛，如在加力前后 24 小时内服用有一定止痛效果的药物，如阿司匹林、吲哚美辛之类。注意：此类药物不宜长期大量服用，其可降低前列腺素的含量，影响正畸牙齿的移动。

## 73　正畸过程中饮食要注意什么？

**第一次戴矫治器的饮食原则**

在第一次戴矫治器或矫治钢丝时，因为牙齿受到了矫正力的作用，从没有受力到突然受力的状态，大部分人会觉得疼痛，张嘴、吃东西时更加不适，所以应在头两三天进食软食，如稀饭、面条之类，根据自己的适应情况决定什么时候可以恢复吃米饭等正常硬度的食物。

**平常应避免吃的食物**

（1）要禁量避免食用过硬的食物，如甘蔗、螃蟹、棒冰等。鸡腿、牛肉干、带核带壳的零食等也要避免食用。因为吃这类食物必须花较大的力气去咬，会将矫治器咬松脱，也会把矫治钢丝咬变形，影响牙齿的移动。

（2）要尽量避免食用过黏的食物，如麦芽糖、年糕（及类似的糯米制品）、奶糖等，都会将矫治器及矫治钢丝粘起而造成移位。

（3）要尽量避免食用糖分高的食物，如糖果、奶油饼干等零食，为避免蛀牙，矫治期间最好少吃，如果实在忍不住吃了，也一定要立刻刷牙。

（4）尽量不喝含糖量高的饮料，如可乐、雪碧、果汁等。

**要多摄取的食物**

牙齿移动要靠牙周骨骼的吸收和沉积，而均衡的饮食则有助于牙齿的移动。在矫治期间如果营养不均衡,可能会影响到治疗的效果,所以应该注意饮食的均衡。

应多吃蔬菜、水果。注意:苹果要切成小块,免得啃咬造成托槽松动。多补充维生素,可以减轻口腔溃疡、口角炎。很多戴了矫治器的朋友由于对矫治器的刺激反应,会比普通人更容易患口腔溃疡或者烂口角。所以应该更自觉地补充充足的维生素,食疗是简单有效的方法。柠檬、葡萄、草莓、芒果、西瓜、番茄、哈密瓜、芦笋、花椰菜、菠菜、马铃薯等都含有丰富的维生素 C,不妨多摄取。

**咀嚼的原则**

牙齿上面有矫治器,通常人很难自在地吃东西,所以不管吃什么食物,都要细嚼慢咽,避免使矫治器松脱。如果遇到需要啃咬的食物(如苹果等),最好切成小块进食(图 16)。

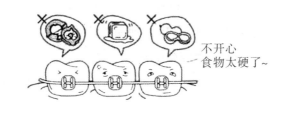

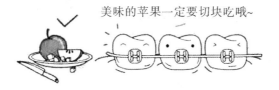

图 16　避免啃咬较硬的食物

一定要保持双侧咀嚼。很多人没有发现自己有偏侧咀嚼的习惯。同时使用两侧咀嚼的人是非常少的,多数人是两侧交替咀嚼,这也算是双侧咀嚼。但是有一些人习惯只使用一侧咀嚼,这样的不良后果会比较多:引发颞下颌关节疾病;不常用的那一侧清洁度较差(所以矫治医生一看两侧清洁度相差甚远就能判断患者有偏侧咀嚼的习惯),所以无论你是如何不习惯用另一侧牙齿咀嚼,都要强迫自己、训练自己使用废用侧来咀嚼,养成两侧轮流咀嚼的习惯。

### 74  正畸过程中口腔卫生状况差有哪些危害?

在正畸过程中不注意口腔卫生,会造成一些口腔疾病。常见的有口臭、牙龈炎、牙龈肿胀增生。齿上软垢很多,矫治器上也有很多食物残渣,会产生异味。牙龈增生严重的几乎把托槽都可以包住,甚至会造成口腔感染,发展成牙周炎。

正畸治疗是一个长时间的过程,有时会观察到一些口腔卫生差的患者牙面出现了白垩色的斑点,这意味着釉质发生了脱矿。研究显示,单个牙的釉质脱矿易发生在托槽周围的龈侧。釉质脱矿的发生与正畸患者能否有效清除菌斑保持良好的口腔卫生有很大的关系,还有些患者甚至在牙齿粘接托槽的附近发生了龋齿。结果,牙齿矫治好了,却由于牙龈增生,不得不做牙龈手术,有的患者则由于龋齿不得不修补牙齿。这是矫治者不想看到的。

那么,嘴里有矫治器,到底能不能刷干净牙齿呢?回答是肯定的。

### 75  在正畸过程中如何保持口腔卫生?

在正畸过程中如何保持口腔卫生应遵循以下原则。

(1)要及时、有效、全面地清洁牙齿。进食后应及时刷牙。刷牙时应按一定顺序,从一侧到另一侧,分区域进行,从牙龈方向刷向咬合面方向,不仅要清洁牙齿,还要清洁托槽;不仅要刷唇颊面,还要刷牙齿的舌面和咬合面。

(2)要选择小头软毛的牙刷,必要时可使用正畸牙刷。正畸牙刷形状有两种。一种牙刷中间的刷毛较短,两边的较长,从顶端看呈"U"形。刷牙时患者可以将中间短刷毛的区域对着托槽,长刷毛就落在了牙齿上,从而将牙齿刷干净。另一种牙刷恰恰相反,中间的刷毛较长,两边的刷毛较短,长刷毛可以集中刷托槽的部位,而短刷毛可以将托槽缝隙内的食物残渣清除掉。无论两种牙刷是独立使用还是配合使用,都能达到清洁的效果。

(3)刷完牙后还要用牙线或者牙缝刷清洁每颗牙齿的邻面,防止食物嵌塞和邻面软垢堆积。有些患者认真刷牙还是感觉不能完全刷干净,可以配合使用冲牙器冲刷一些刷不到的地方,但是冲牙器不能代替牙刷。有些牙周病患者牙龈退缩的部分用间隙刷可以达到更好的清洁效果。

(4)戴用活动矫治器的患者,不仅要全面清洁牙齿,还要彻底清洁矫治器。这样才能保持良好的口腔卫生。

## 76 哪些食物会影响正畸治疗?

影响正畸治疗的食物主要有以下几类。

(1)过硬的食物,如冰块、坚果、硬饼干、甘蔗、硬糖果、螃蟹壳、龙虾壳等。要戒掉咬笔和咬指甲等不良的习惯。

(2)太黏的食物,如牛奶糖、麦芽糖、汤圆和一些饼干之类的食品。口香糖则应选择无糖的。

(3)太大的食物,如吃苹果和梨时应切成小片,方可进食。

## 77　可以在互联网上购买矫治器自己矫正牙齿吗？

答案是不好，也不行。

正畸是一门集力学、殆学、美学为一体的口腔医学分支。在没有取模进行统筹、评估、设计的情况下盲目矫正，是达不到矫正效果的。在临床上，一些患者需要进行拔牙，才能达到矫正效果，恢复正常咬合关系。所以，不要使用网上购买的矫治器，如果使用不当，可能对牙釉质造成一定磨损，导致牙齿敏感甚至形成蛀牙等。所以，要进行牙齿矫正还是要到正规医院找专科医生做详细检查评估后方能进行。

## 78　正畸完为什么会复发？

正畸过程中牙齿移动是牙齿周围骨吸收和重建的过程，当牙齿排齐以后，牙齿周围的韧带和面部的肌肉张力往往反应"慢半拍"，这是和之前未矫正时牙齿的位置相适应，所以它们就会想要把牙齿拉回原来的位置，这时如果没有一个力量和它们抗衡，牙齿就会回到之前的位置重新变得不整齐，这就是人们常说的"复发"。

## 79　什么是保持器？

保持器，顾名思义就是将牙齿保持在矫治后的位置上，并最终实现稳定。

保持器分为活动的和固定的两种，样式也有多种（图17）。

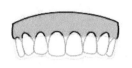
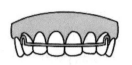
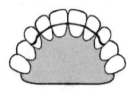

透明保持器　　　　　哈雷式保持器　　　　　舌侧丝保持器

图17　保持器

活动保持器主要有弯制保持器及透明保持器两大类。弯制保持器是由塑料拖和钢丝弯制而成,对于一些原本存在开𬌗或牙列有散在间隙的错𬌗畸形能达到满意的保持效果,坚固耐用,但因为是用钢丝弯制而成,美观性略差,而且不适合对金属过敏的患者使用。压膜保持器是一种新型的保持器,与传统的弯制矫治器相比有其无可比拟的美观优势,且轻便、透明、方便取代,但其材质耐用性略差,使用寿命6个月到1年。

固定保持器主要是舌侧保持器,它同样具有压膜保持器的美观和隐形的功能,而且不需要自行摘戴,可以全天保持。但因为其位于舌侧,可能有一定程度的异物感,需要时间适应;另外其是用树脂粘接在牙面上,口腔不易清洁。

## 80　保持器需要佩戴多长时间?

保持器的佩戴时间一般为2年左右,也因人而异。有的患者保持所需要的时间短一些,而对于有些极易复发的病例,如牙齿严重扭转,牙齿间隙过大,则需要更长的保持期,甚至"终身"保持。

一般而言,牙齿周围的组织恢复稳定至少需要1年,矫治好后的最初3个月特别容易复发,故拆除矫治器的第一年,白天晚上都要认真佩戴保持器。以后改为夜间佩带保持器,持续1年。若感觉佩戴轻松,以后可以进一步逐渐减少保持器的戴用时间,如隔天戴 1 个晚上,1 周戴 1 个晚上,直至完全停戴。

这里所说的"终身"并不是每日每夜,其实是间断性的"终身"。矫治后第一年需要全天佩戴(吃饭刷牙除外),之后只有夜间佩戴,两年后就隔天夜间佩戴,3 年之后可以 1 周戴 2 次,逐渐减少,到 5 年之后可以一个月戴 3 到 4 次。其实最后阶段就相当于给牙齿穿了睡衣,只偶尔睡觉的时候佩戴即可。

如果不希望辛辛苦苦两三年的成果,过半年就付之东流的话,就需要严格按照医生的要求佩戴,定期复查。

## 81 佩戴保持器期间有哪些注意事项?

佩戴保持器阶段不是矫治的结束,此期是软硬组织改建时期,若不按要求佩戴,极易复发。

(1)戴保持器时不能吃任何东西,不能喝太烫的水,吃饭时需摘下保持器。

(2)每次吃完饭需刷完牙再戴保持器,防止牙齿龋坏。

(3)勿用热水及酒精浸泡或擦拭保持器,可用牙膏、牙刷清洁完再戴保持器。

(4)保持器丢失或损坏时应及时复诊,重新制作保持器。保持期常规为 2 年。前 1 年除了吃饭其他时间必须全天戴用,12～24 个月后,每天戴 12 小时。特殊病例需终身保持。

## 82 什么是正畸美学?

早期正畸科医生和患者都更注重牙齿的排列是否美观,殆调整是否正常,对软组织的美观要求不是很高。随着发展,人们对美的需求越来越高,牙齿与面部美观息息相关,现代矫正治疗除了对牙齿美学要求高,对软组织美学要求也更高了。这也催生了一个新的概念——正畸美学。

现代正畸美学的审美标准可以分成正面整体美学、面下三分之一局部美学、微笑动态美学和侧面轮廓美学。

正面整体美学标准就是大家所熟知的三庭五眼,是面部的黄金比例,也是我们判断美的依据(图 18)。"三庭"指依据脸的长度比例,从发际线到下巴被划分成三等份:发际线到眉心、眉心到鼻翼下缘、鼻翼下缘到下巴。"五眼"指依据脸的宽度比例,以眼的长度为单位,把脸的宽度分为五等份,从左侧发际到右侧发际,为五只眼的长度。

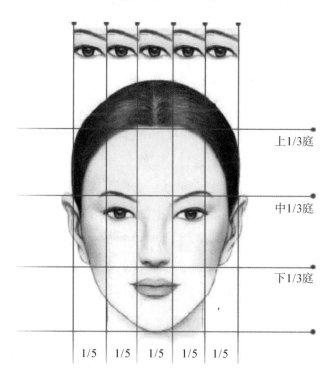

图 18　三庭五眼

面下三分之一局部美学针对三庭中最下面的一部分,即鼻翼下缘到下巴之间的部分,矫正主要能改善的就是这一部分。其美学标准是口裂线将面下三分之一分成两部分,且最符合美学标准的比例是 1∶2 左右。当然想要面下三分之一协调,漂亮的唇形也必不可少,东方人上下唇比例约为1∶1.5 时比较协调。在自然放松的状态下,唇微微张开,上前牙切端露齿3mm 左右会显得比较年轻,微笑时轻微露龈 1~2mm 也会比较好看。年轻女性上唇长度平均为 19~20mm,男性为 20~21mm,25 岁以后随着增龄性变化,每 10 年上唇会增加 1mm,露齿量和露龈量也会相应减小。所以正畸美学设计方案时不光要考虑到当下的唇齿位置关系,也要考虑到时间的因素,当露齿和露龈量有冲突时,一般会优先保留露齿量。

动态微笑时的美学标准有:上颌前牙切缘形成的弧线(即微笑曲线)要与下唇上缘的形态相匹配,这也是所谓的"唇齿相依";龈缘连线与笑线协调,微笑时牙龈暴露量 1~2mm;中切牙的长宽比约为 1.2∶1;牙齿与口角间的颊廊为 3~4mm,后牙有少量负转矩。这样的微笑往往是最迷人的。

侧面轮廓的美学一般有几个参考标准(图 19)。大家最为熟知的就是在鼻尖与下巴颏前点画一条连线,也就是审美 E 线。上唇距离 E 线0~2mm,下唇在 E 线上,是标准的侧貌。正畸科医生用得比较多的还有在自然头位下沿着鼻下点做一条铅垂线也就是 TVL 线,上唇唇峰在这条线上2~3mm,下唇唇峰在这条线上 0~2mm,下巴颏前点距离这条线4~5mm时是一个标准的侧貌,以此为参考来确定侧貌异常主要在哪个部位。

大家对美学的要求不光在于矫治结束后牙齿和软组织的美观的改善,对矫治过程中的美观要求也越来越高,从而有了陶瓷半隐形矫治器、无托槽透明矫治器及舌侧全隐形矫治器。对美的追求推动了整个正畸学科不断发展。

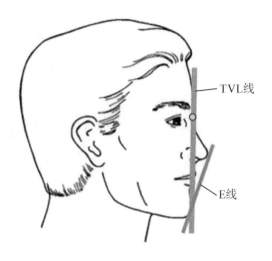

图 19　E 线和 TVL 线

## 83　露龈笑可以通过矫正治疗改善吗?

微笑时牙龈暴露量在 1 ~ 2mm 时是正常的,随着年龄的增长,肌肉的力量会减小,上唇的长度会增加,牙齿的暴露量会越来越少,所以轻微的露龈笑反而会显年轻,不需要去纠正。超过 2 ~ 3mm 的露龈笑会影响美观,根据不同的原因露龈笑有不同的解决办法。

**上颌骨发育异常**

轻度的牙槽骨发育过度引起的露龈笑是可以矫正的,配合前牙区支抗钉压低上前牙,让上颌牙槽骨改建,从而改善露龈笑。如果是牙槽骨重度发育过度引起的,需要通过正颌外科手术让上颌骨上抬以改善露龈笑。

**软组织异常**

对于上唇提肌肌力亢进引起上唇短缩形成的露龈笑,可以通过唇肌功能训练、微笑训练或者通过注射肉毒素来解除肌肉亢进,从而改善露龈笑。

对于上唇过短引起的露龈笑,可以通过唇肌训练和唇再定位术来改善。

牙齿形态异常

对于牙龈增生、牙冠萌出不足引起的露龈笑,可以辅助牙龈修整术来增加牙冠的长度,减小牙龈的暴露量。

临床常见多种原因混合引起的露龈笑,所以矫治的同时再配合其他方法,一般都能获得比较好的治疗效果,对于嘴突的患者,牙齿内收 1mm,露齿量会减小 0.4~0.5mm,露龈量也会相应减小。

## 84　成年人下颌后缩可以进行矫正吗?

理论上说只有生长发育高峰期的青少年,或者是因为前牙闭锁导致下颌被迫后缩的患者,适合做导下颌向前的治疗,效果也比较稳定。但是临床有不少医生对生长结束的青少年甚至成年人做前导治疗也取得了比较稳定的效果,其利用的就是髁突软骨能适应性改建的原理。

从很多前导术后髁突在 X 光片和 CT 图上可以看到有新的骨皮质生成可以来证实这一点,当然也有髁突改建效果不好、前导不稳定的病例。所以一般对于下颌后缩又不适合拔牙代偿矫正,而又接受不了正颌外科手术的患者,前导可以作为一种尝试性的治疗,有时候确实可以获得比较满意的效果。

由于人们对于美的追求,带有前导功能的无托槽透明隐形矫治器应运而生,定制化的隐形矫治器在前导的同时可以让上后牙远移、前牙同步排齐,加快了矫治效率,能够用于更多更复杂的案例(图 20)。

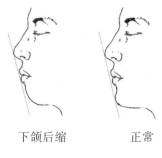

下颌后缩　　　　　正常

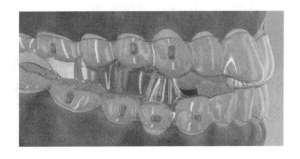

图20　下颌后缩及其矫治

## 85　什么情况下需要做正颌手术？

错𬌗畸形对人的口颌功能和美观均有不同程度的影响,可导致咀嚼功能、吞咽功能、消化功能、呼吸功能的障碍,从而影响全身健康,同时会因美观问题而引发心理障碍。因此,越来越多的患者,期望通过正畸治疗来提高或恢复正常口颌功能,改善美观。而对于一些严重的牙𬌗面畸形,生长改良或掩饰性正畸治疗已不能解决问题,只有通过正颌手术才能将颌骨或牙槽骨移动到正常的位置。但是,对于此类患者,手术治疗不能代替正畸治疗,必须联合正畸和其他牙科治疗才能获得良好的治疗效果。近年来,正颌手术联合正畸治疗有了长足的进步,手术安全性也提高很多,已成功治疗了许多严重的牙𬌗畸形。

对于简单的错𬌗畸形,不伴有明显的颌骨畸形,例如牙列拥挤、牙列间隙等,可采用单纯的正畸治疗,通过牙齿移动,取得满意的矫治效果。但是,牙齿移动是有一定限度的。对于那些伴有颌骨异常的严重错𬌗畸形,要解决其颌骨异常,矫治反𬌗、深覆𬌗、开𬌗,或者牙齿的异常唇倾等,仅仅通过牙齿移动的正畸治疗是远远不够的。一般而言,治疗此类错𬌗畸形只有3种方法:生长改形治疗、牙齿代偿性移动治疗、正颌外科手术治疗。

生长改形治疗：当患者处于生长发育期，可通过颌骨矫形的方式，改变颌骨的生成方向，促使颌骨不同程度的生长，来改善颌骨畸形。功能矫治器，如 Frankle 功能调节器、Activator 肌激动器、Herbst 矫治器等，以及口外矫形器均可用于生长改形治疗。研究表明，对于生长发育期儿童，该种方法对于部分患者可取得满意的效果。

牙齿代偿性移动治疗是指通过移动牙齿，来补偿颌骨畸形的不协调，恢复适当的口颌功能，一定限度地改善面容。若患者生长发育已基本停止，虽然通过牙齿移动，可取得较好的牙𬌗关系，但颌骨本身的畸形并没有改善。如安氏Ⅰ类、Ⅱ类错𬌗，上颌前突，下颌后缩，可以通过代偿性牙齿移动，舌倾上前牙，唇移下前牙，补偿上下颌骨的不协调。安氏Ⅲ类错𬌗，上颌后缩，下颌前突，常常需要唇移上前牙，舌倾下前牙，来进行代偿性牙齿移动治疗。显然，此种治疗只能减轻颌骨的相对畸形程度，很难取得满意的矫治效果，达不到太大的改善效果。

因此，对于生长发育已经停止的严重的成年牙𬌗面畸形患者，唯一的治疗途径就是正颌外科手术。只有通过正畸和正颌外科的联合治疗，才能获得完美的𬌗关系、正常的颌骨，达到恢复口颌功能及美观的治疗目的。

## 86 咬合不好会引起关节问题吗？

颞下颌关节紊乱病是口腔科的常见病，其发生率在龋病、牙周病、错𬌗畸形之后，居第 4 位。目前较多学者认为颞下颌关节紊乱病是由多因素引起的，咬合、肌肉、神经因素、心理因素与颞下颌关节形成一个口颌系统功能整体，哪一个环节出了问题，互相影响，都会出现颞下颌关节紊乱病。

错𬌗畸形是颞下颌关节紊乱病的病因之一，已知各种引起颞下颌关节紊乱病的错𬌗畸形的共同特征是在下颌运动中出现𬌗干扰及𬌗障碍，影响下颌运动。从口腔正畸的角度看，常见的引起颞下颌关节紊乱病的错𬌗畸形往往不是对颌面生长发育有严重影响的错𬌗。其原因在于严重的伴有骨畸形的错𬌗畸形虽然严重，但牙齿牙周产生适应性改变，神经、肌肉及颞下颌关节均为适应错𬌗而建立一种适应性的动态平衡，因而不易出现关节症状，而个别牙错位会使下颌运动发生障碍及牙齿早接触，产生𬌗障碍，对神经肌肉形成恶性循环，使肌肉出现异常收缩。因而，是否能引起颞下颌关节紊乱病，不能以错𬌗畸形的诊断分类来确定，而要由具体的错𬌗症状对肌肉、关节的影响而定。

## 87　正畸会引起颞下颌关节紊乱病吗？

颞下颌关节紊乱病本身是多种因素引起颌关节紊乱加重的结果。正畸治疗是对牙𬌗关系产生渐进性的改变，一般患者是能够较好适应的。但是正畸治疗的失误，会使适应能力受损。例如不当的牵引、支抗失控的牙齿、颌骨移位，造成𬌗创伤与功能障碍，成为造成颞下颌关节紊乱病的医源性因素。

这种因正畸治疗失误而导致的颞下颌关节紊乱病，必须与一般正常正畸治疗区分开，没有任何证据证明任何一种常规正畸治疗方法，能导致颞下颌关节紊乱病。反而有研究表明，在儿童期接受过正畸治疗的人到成年期会比未接受过正畸治疗的人发生临床功能紊乱的指数低。

## 88　为什么要打支抗钉？

微螺钉型种植体（俗称支抗钉，图 21）植入手术简单，创伤较小，易被患者接受，理论上适用于所有需要支抗控制的情况，尤其适用于那些应用传统手段难以达到支抗控制效果的病例，以及那些不愿戴口外弓、横腭杆等附件的患者。临床中常见的适应证有以下几种。

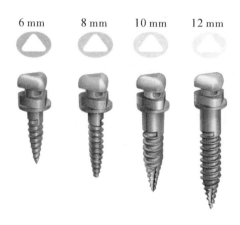

图 21　支抗钉

（1）为了改善面型。要求最大限度回收前牙的患者,应用支抗钉,可以实现治疗过程中后牙矢状位置不动,使拔牙间隙全部为前牙内收所占据,从而最大限度地改善突度。在特殊情况下,例如第二前磨牙或磨牙状况欠佳而第一前磨牙状况良好的情况,应用种植体支抗可以拔除病损牙保留健康牙,而不必担心支抗控制问题。

（2）需要压低牙齿的情况。由于对殆牙缺失导致末端磨牙伸长,影响了正常的功能运动,并给修复造成了巨大的困难。在需要压低的牙齿颊侧及舌侧植入支抗钉,应用橡皮链直接施加压力,可以有效压低磨牙,同时避免了近中邻牙伸长的副作用。对于前牙伸长导致的前牙深覆殆的患者,可以在前牙区植入支抗钉,来压低前牙纠正深覆殆,也同时可以改善露龈笑。

（3）不对称缺牙。中线控制困难的病例,应用传统手段,在间隙关闭的过程中需要长期挂殆间牵引,才能保持中线。应用种植体支抗,可以拉后牙向前,在间隙关闭的过程中不必担心中线问题。

（4）成人或低角病例。需推磨牙向后的病例,应用传统的支抗手段,很难使这种牙齿移动,而且即使实现,在推磨牙向后的过程中也难以避免前牙的唇倾,增加前牙的往复运动。应用种植体支抗,在前牙不动的情况下实现磨牙的远中移动,效率较高,而且不需要患者配合,减轻了患者的负担,使治疗进程更容易控制。

(5)其他。如下颌后牙阻生时,可以应用支抗钉植入升支将近中阻生的磨牙直立。接受舌侧正畸的正颌手术患者可以利用植入上下牙槽骨的支抗钉进行颌间结扎。

在应用支抗钉的患者的治疗计划的制订过程中,可以大胆地设计牙齿在各个方向的移动,而不必拘泥于传统的支抗控制理念。应用支抗钉可以扩大正畸治疗的适应范围,取得以往不能实现的良好效果。

## 89　牙槽骨薄能做矫治吗？会不会发生骨开窗、骨开裂？

有一部分人先天就有骨开窗、骨开裂;还有一部分人的骨开窗、骨干裂是由正畸方案制订不当或矫治的过程中医生施力方向控制不当造成的;还有一部分人骨头太薄了,牙齿做比较大范围的移动就很容易出现骨开窗、骨开裂的情况。

先天就有骨开窗、骨开裂情况的人,只要他的牙周条件和牙槽骨的厚度正常,是可以通过矫正把牙根移动到一个相对安全的位置,再进行后续其他的正畸治疗的。

医生在制订方案时,对于拥挤度较大的病例,该拔牙时还是要拔牙,不要间隙不够还强行排齐、强行扩弓,这样才能有效避免骨开裂的问题。牙齿移动的过程中,医生可以通过托槽、弓丝的选择,弓丝转矩的弯制,控制支抗钉和牵引钩的位置,来控制好牙齿的转矩与移动方向,同时可以定期拍CT片确定牙齿移动的方向是否正确,还要全程轻力移动牙齿,这样就能减小骨开窗的发生概率。

对于骨头太薄又需要做较大范围移动的情况,需要在牙齿移动前,找专业的外科医生植骨粉加骨膜,进行骨增量手术后才可以进行矫治,而且矫治过程中医生也同样需要控制好牙齿的移动方向和力量。

## 90 牙周病患者能做正畸治疗吗?

牙周病患者经过系统的牙周基础治疗已经控制了炎症,并且患者能够掌握日常口腔卫生维护的方法,在此基础上,可以做正畸治疗,并且通过系统的正畸治疗,移动患牙以解除拥挤、关闭间隙、改善粭关系、消除粭创伤,可以达到长期稳定的效果,使牙周病的病情得到控制,防止进一步恶化。

但若在治疗过程中牙周炎症未得到良好的控制,牙周炎症加剧,严重时会导致牙齿松动,结果就适得其反。

## 91 牙周病患者正畸治疗的步骤是什么?

**牙周病基础治疗**

牙周病患者在正畸前一定要经过系统的治疗以消除炎症,使病情稳定。

**正畸治疗**

(1)选用结构和组成简单的矫治器:可摘式无托槽隐形矫治器在口腔卫生维护上很有优势;固定矫治器在磨牙上粘颊管,不提倡使用磨牙带环;舌侧矫治器会加大牙周健康维护的难度,牙周病患者要慎重选用。

(2)逐步戴用矫治装置(即给需移动的牙齿粘托槽):在戴用正畸矫治装置时可以尽量简化,不需要移动的患牙可以先不戴用装置,这样口腔卫生维护的水平不会因为治疗初始戴用大量矫治装置而突然下降。

（3）初始力量要小，并加强口腔卫生维护：由于牙槽骨吸收会使牙周膜面积呈几何倍数下降，所承受的正畸力也呈几何倍数减小，所以矫治初始往往要从小的力量开始加力。虽然正畸开始之前已经对患者口腔卫生维护进行了观察和考核，但是在正畸过程中也不能停止对患者的口腔卫生宣教。

（4）加力的终止选择：在炎症控制出现问题，不能保证正畸移动在健康的牙周支持组织内进行时，要停止加力，炎症控制后再恢复加力。个别炎症控制非常差的患者，甚至要考虑终止正畸治疗。

**需进行舌侧固定保持**

有严重牙周病和牙齿病理性移位的患者在正畸治疗后需进行永久性保持。如果不使用固定保持器，而仅仅是晚上使用活动式保持器，从长远讲，这就是一个危险因素，因为在白天牙齿有回到原位置的趋势。所以对于牙周组织退缩的成人，理想的长期保持器是舌侧固定保持器，它就像精巧卫生的牙周夹板，可使各个牙齿在夹板上有生理动度。

## 92  正畸治疗中如何预防和治疗牙釉质脱矿？

**口腔健康教育**

首先，正畸治疗患者要认识到菌斑控制的重要性及口腔卫生不良的危害。其次，在正畸治疗中医生要重视对患者的口腔健康教育，在患者每次复诊时检查其口腔卫生状况。

**菌斑控制**

（1）要自我清除菌斑，刷牙是最基本的清除菌斑的保健措施。

（2）医生要为患者进行专业清洁（专业清洁师用专业的器具为患者清

除牙面菌斑）。

（3）局部使用一些化学药物可以起到控制菌斑的辅助作用。氯己定是常用杀菌剂。

**氟化物对釉质脱矿的预防**

氟化物具有抑制釉质脱矿和促进釉质再矿化的作用。目前常用的氟化物制剂和商品有氟化物溶液、氟凝胶和氟泡沫、氟涂料、含氟牙膏、含氟口腔材料等。

## 93　舌侧矫正治疗为什么贵？

在所有正畸治疗里，舌侧矫正是最贵的，甚至比无托槽隐形矫治更贵。其贵的原因有两方面因素。

第一是现在主流的舌侧矫治器（图 22）每一个托槽和弓丝都是全程数字化定做的，也就是每个人的牙套甚至每颗牙齿的牙套都不一样，所以成本比传统批量生产的舌侧矫治器和唇侧矫治器要贵很多。

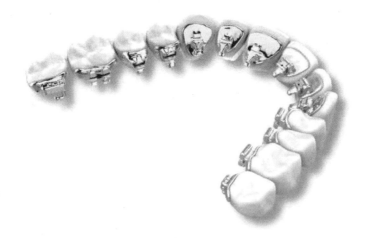

图 22　舌侧矫治器

第二是舌侧矫正治疗对医生的技术要求很高,全国掌握舌侧矫正技术的医生并不多。因为它在操作上比应用唇侧矫治器和隐形矫治器要难很多,临床复诊耗时更长,而且它本身的力学机制与唇侧传统矫治器的力学机制有很多不同之处,所以不是每个正畸专科医生都擅长舌侧矫正。

## 94　舌侧矫正治疗的优点和缺点各是什么?

### 舌侧矫正治疗的优点

(1)隐形美观。舌侧矫治器佩戴在牙齿内侧,隐蔽性好,比无托槽隐形矫治器更加隐形,正常说话时看不到矫治器,让牙齿悄然变美,这也是很多人选择舌侧矫正的一个重要原因(图23)。

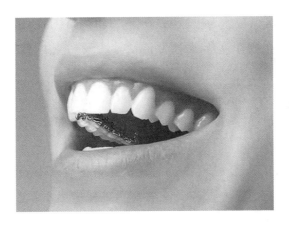

图23　佩戴舌侧矫治器

(2)个性化定制。舌侧矫治器每一个托槽都是个性化定制的,铸造精密,定位准确,完全贴合牙齿;弓丝是机械手弯制的个性化蘑菇形弓丝;能够模拟出矫正后的预期效果。个性化舌侧矫正治疗比传统唇侧矫正治疗和无托槽隐形矫正治疗速度更快。

（3）不损伤牙面。舌侧矫正技术将精巧光滑的托槽安装在牙齿内侧，故对牙釉质无损伤，不会造成因长期佩戴而极易出现的牙龈炎、牙齿脱矿、变色等问题。

（4）适合各种高难度病例。舌侧弓丝是带状弓丝，垂直向控制效果比唇侧弓丝的效果更好，而且又是个性化定制，可以根据牙齿移动情况增加所需的转矩，很多时候可以通过舌侧矫正的方式解决传统矫正方法无法治疗的高难度病例的问题，尤其对于骨性前突的患者有很大的改善作用。

**舌侧矫正治疗的缺点**

（1）初戴时矫正者会觉得舌头不舒服，对说话发音有点影响，这是刚开始佩戴的正常现象，一般两周后大部分人都能完全适应。

（2）舌侧卫生更难清洁，由于不能在完全直视下清洁，需要配合使用其他辅助工具，所以需要花更多时间和耐心在口腔卫生的维护上，不然就容易引发牙龈炎，这也是牙周病患者不推荐做舌侧矫正的原因。

（3）舌侧矫正操作复杂，每次复诊耗时长，矫正治疗费用高。

## 95 何谓"美容冠"？

"美容冠"的广告随处可见，"七天快速矫正""不拔牙、不伤牙修复牙齿"的宣传更是天花乱坠。实际上，在国内外任何一本专业书籍里，都没有"美容冠"的说法，这个概念可以说是某些医疗机构臆造出来的，只是为了迎合消费者快速矫正牙齿的心态，错误地用全冠取代了科学的正畸方式。

所以"美容冠"不能信。

所有"美容冠"的广告宣传最终都指向两点：一是快。7 天就能矫正牙齿的不整齐。二是不伤牙齿，终生美牙。不难看出，"美容冠"所对应的需求实际上是正畸，即牙齿矫正。

"美容冠"顾名思义,是一个"冠",如果要在口腔专业术语中找一个与之概念相近的术语,那就是全冠。很多"美容冠"的宣传,无论说法如何花哨,其本质就是全冠。

全冠是指覆盖在整个牙冠表面,用来修复缺损牙齿的形态、功能并使之更美观,还可以用作固定义齿的固位体。

全冠有其严格的适应证和禁忌证。牙齿不整齐,应寻求牙齿正畸治疗,而非全冠的适应证。

## 96 面对"美容冠"与正畸,该如何选择?

正畸,无论是使用传统钢丝托槽的矫正,还是技术日益改进的隐形矫正,往往需要经历较长的时间,少则半年,多则两到三年,才能将牙齿排列整齐,而且,为了解除牙齿拥挤的问题,有时需要拔除相对不重要的牙齿,来腾出空间让其他牙齿排列整齐。

很多人希望走捷径,快速完成这个牙齿矫正的过程,又对拔牙有抗拒心理,于是,一些商家就利用全冠可以快速改变牙齿形态又不需要拔牙的特点,创造出了"美容冠"这个概念以迎合消费者心理。

但是,"美容冠"真的可以不伤牙、快速完成矫正吗? 答案当然是否定的。

"美容冠"本质上就是全冠,既然是一个冠,它要套到牙齿上面,当然需要磨除健康的牙体组织,对于一些不整齐的牙齿,要达到整齐的效果,更是需要磨除大量的健康牙体组织。

牙齿组织是不可再生的,大量磨除牙体组织还可能损伤牙髓组织,导致牙齿疼痛或者炎症。

全冠不能用于牙齿矫正还有一个非常重要的原因,牙齿的牙冠和牙根是一体的,用正常健康的牙吃东西需要牙冠和牙根的方向一致,而全冠矫正牙齿只能改变牙冠不能改变牙根的位置,这就会导致牙冠和牙根的受力方向不一致,吃东西时就容易导致牙齿的折断。这怎么能说是不伤牙、终生美牙呢?

以"美容冠"为主要宣传项目的医疗机构,技术水平往往比较低,为了经济利益,操作不够精细,容易导致并发症。临床上就经常看到因"美容冠"而致牙龈红肿、口腔异味、炎症、牙齿折断等问题的患者。

如果希望改变自己的牙齿排列,获得更美的笑容,应该怎么样选择呢?

首选正畸。选择一个可靠的医疗机构和医生。如果医生一开始就给你介绍用烤瓷冠或者全瓷冠的治疗方式来进行牙齿矫正,不给出不同的方案(包括正畸的方案以供选择),那么这个医生是不能信赖的。

如果对牙齿颜色不满意,比如氟斑牙、四环素牙,应首选牙齿漂白等损伤较小的治疗,其次是牙齿贴面等微创伤的治疗,只有在牙齿缺损较大,或者颜色过深时,才建议选择全冠的修复方式。

对全冠十分敏感,"谈冠色变"也是不对的,属于全冠的适应证范围,如根管治疗后的全冠修复,就是合理的、必需的。

## 97　什么是数字化正畸?

数字化正畸是指将计算机技术应用到正畸治疗过程中,通过数字化取像设备,把患者牙齿的数字化模型导入电脑,借助计算机辅助设计,根据患者的错𬌗程度,设计出适合患者的个性化矫治方案,并借助计算机辅助制作技术,制作出个性化矫治器。

　　近年来数字化技术越来越深入地应用于口腔正畸领域,使用口内扫描仪(简称口扫仪)已经慢慢取代传统的取模,避免了取模造成患者的恶心、不适;口扫仪可以云端保存患者的模型资料,避免了以往模型存放和查找困难的问题;口扫仪扫描完就可以立刻模拟出牙齿矫治后的预期效果,有助于医患沟通,让患者对矫正治疗更有信心;口内扫描完可以立刻将信息发送到矫治器加工厂,节约了传统取模邮寄的时间,从而效率更高。

　　不光无托槽隐形矫治器和舌侧矫治器可以定制,传统唇侧矫治器也开始慢慢向定制化矫治器转型,在术前进行个性化排牙,帮助临床医生更加精准地定位托槽,让我们最终的牙齿移动目标更有规划性。这样不仅可以减小临床操作时间,还可以提高黏结托槽的准确性和效率,减少后期不必要的托槽位置调整,给临床带来革命性改变。

## 98　什么是"黑三角",导致"黑三角"的原因是什么?

　　"黑三角"是指牙齿缝隙靠近牙龈的位置,呈现出一个黑色的三角。除了平时牙缝过大的人容易导致牙结石积累形成黑三角,矫正治疗期间也容易产生"黑三角"(图24)。

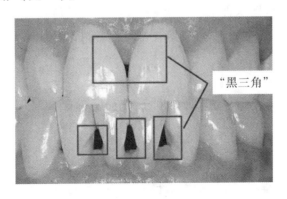

图24　"黑三角"

导致"黑三角"的原因如下。

（1）牙齿过高或过窄，接触点较高，矫正后牙龈不能完全覆盖接触点。

（2）矫正后牙齿清洁度较差，形成牙菌斑和牙石，刺激牙龈萎缩。矫正过程中力度过大或咬合力不平衡造成牙周损伤、牙龈萎缩。

## 99　什么情况下牙齿矫正完还要做牙齿修复？

牙齿矫正是通过移动牙齿改变它的排列位置，不能改变牙齿的形态和颜色。很多患者会有侧切牙过小、前牙过度磨耗等引起的牙齿形态不佳的现象。也有很多患者有牙釉质发育不全、四环素牙、氟斑牙等牙齿颜色不美观的现象。矫正治疗前，牙齿排列不美观，很多人会忽略牙齿形态、颜色不佳的问题，而且不整齐的牙齿也不适合直接做修复。等牙齿排齐以后，很多人就会对牙齿美观有更高的要求，这种情况下可以等矫正治疗结束以后，通过前牙美学树脂充填、贴面修复或者全冠修复等方式来改变牙齿的形态和颜色，让牙齿整体变得更美观。

还有一种情况是缺牙时间太久，对殆牙齿向缺失牙侧伸长，邻牙向缺牙间隙倾斜移位，导致种植空间不够，可以先通过矫正把对殆伸长的牙齿压低或者让邻牙竖直移出空间，矫正结束后就可以种植修复了。

## 100　为什么说口腔正畸是一个多学科合作的过程？

口腔正畸学是一门以研究错殆畸形病因机制、诊断分析及其预防和治疗为主要内容的学科，不仅涵盖了有关错殆畸形诊断治疗等丰富的临床实践内容，同时还包括了颅颌面的诊断治疗技术与理论。显然，这不是一人能够完成的。

随着社会的进步,成年患者在接受口腔正畸治疗的患者中所占比例逐渐升高,而成年正畸患者往往存在一系列的口腔问题,这又是个动态的过程,因此多学科联合矫治是成人正畸的突出特征。如何在治疗中稳定患者牙体和牙周状况,在治疗后建立新的与后期修复相适宜的𬌗平衡便成为矫治设计的关键。数据显示,临床中单纯正畸患者只占1/3,而正畸联合口腔修复、牙周病治疗、牙体牙髓病治疗的已占18%、30%、22%,因此多学科联合治疗是成年人正畸的常规模式。

复杂的成年人正畸治疗可能涉及牙周、牙体牙髓、种植或修复及评估颞下颌关节状况。如果涉及颌骨畸形的矫治,还需要正颌外科、放射科的通力合作。从临床上看,拔牙、种植牙、牙周治疗已经成为与正畸治疗密切结合的部分。

因此,医生对成年人正畸治疗要有全面认识,要拓宽思路、明确概念,而患者要会辨别医生,了解医生水平,才不至于误诊误治。